Claus-Dieter Volko

Physik verstehen - Zusammenhänge erkennen statt auswendig lernen

GRIN Verlag

Bibliografische Information der Deutschen Nationalbibliothek:

Die Deutsche Bibliothek verzeichnet diese Publikation in der Deutschen Nationalbibliografie; detaillierte bibliografische Daten sind im Internet über http://dnb.d-nb.de/ abrufbar.

Impressum:

Druck und Bindung: Books on Demand GmbH, Norderstedt Germany
ISBN: 978-3-640-12326-1

Dieses Buch bei GRIN:

http://www.grin.com/de/e-book/109853/physik-verstehen-zusammenhaenge-erkennen-statt-auswendig-lernen

Physik verstehen

Zusammenhänge erkennen statt auswendig lernen

von

Claus D. Volko
Student der Humanmedizin, Uni Wien

Erschienen im Jahr 2002

Meinem Physiklehrer
Dr. Robert Hofstetter

Inhaltsverzeichnis

Vorwort

1. Allgemeine Lerntipps
1.1 Lernen ist eine aktive Tätigkeit
1.2 Vorlesungen sind manchmal nützlich
1.3 Das Internet ist euer Freund

2. Mathematische Grundlagen der Physik
2.1 Einleitung
2.2 Notation
2.2.1 Prioritäten der Operatoren
2.3 Arithmetik
2.3.1 Prozentrechnung
2.3.2 Potenzrechnung
2.3.2.1 Zehnerpotenzen und "Vorsilben"
2.3.2.2 Potenzen mit der Basis e
2.3.3 Logarithmen
2.4 Algebra
2.4.1 Direkte und indirekte Proportionalität
2.4.2 Exponentialgesetze
2.4.2.1 Halbwertsparameter
2.5 Geometrie
2.5.1 Analytische Geometrie
2.5.1.1 Gewöhnliche kartesische Koordinatensysteme
2.5.1.2 Logarithmische und halblogarithmische Koordinatensysteme
2.5.1.2.1 Interpolation einer logarithmischen Skala
2.5.2 Trigonometrie (Winkelfunktionen)
2.5.2.1 Trigonometrie im rechtwinkeligen Dreieck
2.5.2.2 Trigonometrische Funktionen und beliebige Winkel
2.5.2.3 Umwandlung von Winkelfunktionen ineinander
2.5.2.4 Umkehrung der Winkelfunktionen
2.5.2.5 Das Radiantenmaß
2.6 Analysis
2.6.1 Differentialrechnung
2.6.1.1 Differentiation linearer Funktionen
2.6.1.2 Graphische Differentiation beliebiger Funktionen
2.6.1.3 Rechnerische Differentiation beliebiger Funktionen
2.6.2 Integralrechnung
2.6.2.1 Integration linearer Funktionen
2.6.2.2 Graphische Integration beliebiger Funktionen
2.6.2.3 Rechnerische Integration beliebiger Funktionen
2.6.3 Differentialgleichungen
2.6.3.1 Lineare Differentialgleichungen 1. Ordnung
2.6.4 Approximation von Funktionen
2.6.4.1 Taylorsche Reihen
2.6.4.2 Fouriersche Reihen

3. Physikalische Größen und Einheiten
3.1 Einleitung
3.2 Das Système Internationale (SI)
3.2.1 SI-Basisgrößen
3.2.2 Abgeleitete Größen
3.3 Wichtige Nicht-SI-Einheiten
3.3.1 Grad Celsius und Fahrenheit
3.3.2 Stunden, Minuten und Sekunden
3.3.3 Liter
3.3.4 Röntgen
3.3.5 Torr und seine Synonyme
3.3.6 Atmosphärendruck
3.4 Vektorielle Größen und wie man sie in skalare umwandelt
3.5 Einige interessante Zusammenhänge
3.5.1 Analogien zwischen Translation und Rotation
3.5.2 Analogien zwischen Elektrizität, Fluiddynamik und Wellen
4. Physikalische und chemische Phänomene
4.1 Einleitung
4.2 Einige interessante Zusammenhänge
4.2.1 Kirchhoffsche Regeln
4.2.2 Analogie zwischen Gasdruck und osmotischem Druck
4.2.3 Analogie zwischen Osmose und Wärmeleitung
4.2.4 Leiter und Metalle
4.2.5 Analogie zwischen Barometerformel und Boltzmann-Theorem
4.2.6 Analogie zwischen Gasentladung und Halogenierung
4.2.7 Luftfeuchtigkeit
4.2.8 Absorptionskoeffizient und Eindringtiefe
4.2.9 Elektromagnetismus und mechanische Stoßprozesse
4.2.10 Totalreflexion
Schlusswort

Die Kapitel, deren Überschriften kursiv gedruckt sind, behandeln Gebiete der höheren Mathematik, deren Kenntnis für ein Grundverständnis der Physik in dem Ausmaß, wie es beim Teilrigorosum in Medizinischer Physik verlangt wird, nicht erforderlich ist. Sie sind für besonders interessierte Leser gedacht und können getrost übersprungen werden.

Vorwort

Die Physik ist ein äußerst umfangreiches, wichtiges, aber auch interessantes Fach. Viele Studenten mit Physik als Prüfungsfach haben jedoch keine Gelegenheit, den letzten Aspekt wahrzunehmen, weil sie die komplexe Materie teils unter enormem Zeitdruck erarbeiten müssen. Oft verleitet die Menge des geforderten Wissens aus so unterschiedlich erscheinenden Gebieten wie Mechanik, Thermodynamik, Elektrizität und Strahlenphysik dann zum sturen Auswendiglernen. Genau das ist aber der falsche Weg.

Mit diesem Skriptum möchte ich zeigen, dass es wesentlich effektiver ist, sich Zeit zu nehmen und gründlich mit mathematischen Grundlagen und Zusammenhängen zu beschäftigen, um ein echtes Verständnis der Materie zu erlangen. Wenn man die Wissenschaft, mit der man sich beschäftigen muss, erst einmal versteht, fällt es nicht mehr schwer, sich Gesetze, Formeln, Phänomene und Zahlen zu merken. Und so wird man mit der Zeit auch beginnen, die Physik zu lieben.

Primär wendet sich dieses Skriptum an Studierende jener Richtungen, in denen eine Prüfung aus Physik abgelegt werden muss; dazu zählen vor allem naturwissenschaftliche und medizinische Disziplinen wie Biologie, Chemie, Humanmedizin, Tierheilkunde, Pharmazie oder Ernährungswissenschaften, sowie technische Studienrichtungen wie Biotechnologie, Informatik oder Elektrotechnik. In zweiter Linie ist es für besonders interessierte Schüler und Laien gedacht.

Zuletzt könnte es möglicherweise auch dem einen oder anderen Physik- oder Mathematikstudenten in den ersten Semestern hilfreich sein.

Mit einem Motto möchte dieses Vorwort schließen:

"Don't learn by heart - Use your brain!"

Claus D. Volko

1. Allgemeine Lerntipps

1.1 Lernen ist eine aktive Tätigkeit

Besonders bei Fächern wie Physik und Chemie, bei denen es vor allem auf das Verstehen ankommt, ist es nicht sehr sinnvoll, einfach nur einige Lehrbücher ein paarmal durchzublättern: Man merkt sich auf diese Weise nur einen Bruchteil der Materie und übersieht möglicherweise wichtige Zusammenhänge.

Physik kann man nur dann richtig lernen, wenn man versucht, den Lehrinhalt zu *verstehen* und *aktiv nachzuvollziehen.* Das heißt konkret:

- Immer ein Heft und einen Stift dabeihaben!
- Falls eine Passage wichtig erscheint, im Buch anzeichnen und im Heft mit eigenen Worten zusammenfassen.
- Es empfiehlt sich, dabei auch die Seitennummer zu notieren, um bei Bedarf nachschlagen zu können.
- Versucht, alle Herleitungen nachzuvollziehen, auch wenn dies manchmal etwas mühsam sein mag. Nur wenn man versteht, wie man auf bestimmte Gesetze gekommen ist, kann man dies Gesetze auch wirklich verstehen.
- In diesem Zusammenhang ist es auch nicht schlecht, den Mathematik-Stoff der achten Klasse zu wiederholen, insbesondere Differential- und Integralrechnung, und in einem Mathematikbuch nachzuschlagen, wie man einfache Differentialgleichungen erster Ordnung löst. Das wird zwar in manchen Studienrichtungen (z.B. Medizin) nicht verlangt, ist aber Voraussetzung, um viele Herleitungen nachvollziehen zu können.

1.2 Vorlesungen sind manchmal nützlich

Heutzutage ist es in Mode gekommen, den Vorlesungen fernzubleiben. Leider - denn Vorlesungen bringen manchmal schon etwas. Besonders dann, wenn man Gelegenheit hat, dem Professor Fragen zu stellen, die einem auf dem Herzen liegen.

Dazu sollte man sich aber schon vorher etwas mit der Materie vertraut gemacht haben, um dem Vortrag gut folgen und zu passenden Gelegenheiten die richtigen Fragen stellen zu können.

Es empfiehlt sich übrigens nicht, den Vortrag nach Art eines Stenographen mitzuschreiben. Das führt nur dazu, dass man dem Vortrag nicht ausreichend folgen kann. Man mag dann zwar vielleicht alles bis ins kleinste Detail notiert haben, um es sich zu Hause in Ruhe durchlesen zu können. Das bringt aber nicht viel, weil dieselbe Materie meistens ohnehin auch in den Lehrbüchern zu finden ist. Dafür aber hat man den Nachteil, dass man die Gelegenheiten verpasst, dem Vortragenden Fragen zu stellen.

Daher: Besser nur das Nötigste mitschreiben, also nur solches, das nicht im Lehrbuch steht, und dafür versuchen, den vorgetragenen Stoff logisch nachzuvollziehen. Das bringt wesentlich mehr. Nur so hat der Besuch on Vorlesungen wirklich Sinn.

1.3 Das Internet ist euer Freund

Unsere Generation hat gegenüber den vorigen einen entscheidenden Vorteil: Jeder von uns hat zu Hause oder an der Uni (z.B. im obersten Stockwerk des Anatomischen Instituts) einen Internetzugang. Damit haben wir eine bisher nicht dagewesene Möglichkeit, gezielt nach Antworten auf noch offene Fragen zu suchen.

Falls einem ein Begriff oder Zusammenhang unklar ist, so starte man eine Suchmaschine und tippe ein, was man wissen will. Zum Beispiel: "Thermoelement", "Raoultsches Gesetz" oder "How does this damned MOS transistor work??". Binnen weniger Sekunden spuckt einem dan die Suchmaschine eine Liste von Web-Seiten aus, auf denen die gesuchten Begriffe enthalten sind.

Wie brauchbar diese Liste ist, hängt freilich von der verwendeten Suchmaschine ab. Besonders empfehlenswert ist meiner Meinung nach Google (http://www.google.com/). Google verwendet eine spezielle Technik, um die Seiten nach ihrer Relevanz zu ordnen Tatsächlich sind die mit Google gefundenen Seiten meist wesentlich brauchbarer, als wenn man andere Suchmaschinen benutzt.

Falls einem Google dennoch nicht reichen sollte, kann man es auch einmal mit Altavista (http://www.altavista.com/), Lycos (http://www.lycos.com/), HotBot (http://www.hotbot.com/) oder - speziell für deutschsprachige Seiten - Fireball (http://www.fireball.de/).

Ist das Suchergebnis nicht zufriedenstellend, bleibt einem noch die Möglichkeit, eine Frage in ein Forum zu "posten".

Interessant sind vor allem die Newsgroups de.sci.physik, de.sci.chemie und de.sci.medizin bzw. ihre US-Pendants sci.physics, sci.chem und sci.med. Aber Vorsicht: Da diese Newsgroups auch von erfahrenen Wissenschaftlern gelesen werden, die im Gegensatz zu unsren Professoren an Lehre nicht besonders interessiert sind, riskiert man bei allzu trivialen Fragen leicht einen "Flame", also eine möglicherweise nicht besonders höfliche Unmutsäußerung. Deshalb versucht immer zuerst, das Problem selbst zu lösen, bevor ihr eine Frage stellt.

Newsgroups lassen sich mit speziellen Programmen ("Newsreaders") benutzen. Ein empfehlenswertes dieser Art heißt "Forte Free Agent". Ihr könnt es auf http://www.download.com/ kostenlos erhalten.

Noch interessanter als diese Newsgroups sind vielleicht die von einzelnen Instituten der Uni Wien betriebenen Online-Foren. Insbesondere das Institut für Medizinische Chemie (http://www.univie.ac.at/Med-Chemie/) ist hier Vorreiter. Neben einem "WWW-gestützten Repetitorium", in dem Prof. März und Prof. Kremser den Studenten mögliche Rigorosumsfragen stellen und deren Antworten korrigieren, gibt es seit Wintersemester 2001/2002 ein Diskussionsforum zur Vorlesung von Prof. Goldenberg. Falls ihr spezielle Fragen chemischer Natur habt, könnt ihr sie dort stellen.

Leider gibt es bis dato kein vergleichbares Internet-Angebot des Instituts für Medizinische Physik. Auf dessen Homepage sind derzeit nur die Fragensammlungen für Studenten, die sich aufs Teilrigorosum vorbereiten, interessant.

2. Mathematische Grundlagen der Physik

2.1 Einleitung

Die Physik ist eine quantitative Wissenschaft: Sie versucht, verschiedene Erscheinungen der Natur mit Zahlen zu erfassen und allgemeine, quantitativ gültige Gesetze zu finden. Dazu ist sie auf die Mathematik als Hilfswissenschaft angewiesen.

Nicht jeder Student wird in seiner Mittelschulzeit ausschließlich positive Erfahrungen mit der Mathematik gemacht haben. Manche freuten sich wahrscheinlich auch deshalb über das Bestehen der Reifeprüfung, weil sie glaubten, die Mathematik für alle Zeiten hinter sich gebracht zu haben. Dass dem leider nicht so ist, mag für viele zunächst vielleicht ein Schock gewesen sein.

Ich bin aber der Meinung, dass jeder, der mit Mathematik schlechte Erfahrungen verbindet, seine Scheu überwinden soll. Die Mathematik ist ein nützliches Werkzeug, das einem ermöglicht, auf einfache Weise komplizierte Zusammenhänge zu erfassen, auszudrücken und zu begreifen.

Wie heißt es so oft? "Nicht für die Schule, sondern für das Leben lernen wir." Dies gilt insbesondere für die Mathematik: Wenn man sie richtig anwenden kann, stellt sie eine echte Lebenshilfe dar.

Im folgenden möchte ich eure Kenntnisse über einige wichtige Kapitel der Mathematik ein wenig auffrischen und zeigen, wie man von ihnen Gebrauch machen kann, um die Physik besser zu verstehen.

2.2 Notation

2.2.1 Prioritäten der Operatoren

Nur ganz kurz möchte ich eine Konvention in Erinnerung rufen, die ohnehin schon Grundschüler kennen sollten: Punktrechnung geht vor Strichrechnung. Ich erwähne dies nur deshalb, weil in diesem Skriptum aus ästhetischen Gründen und um Platz zu sparen auf die Verwendung von Bruchstrichen verzichtet wird. Als Divisionszeichen wird statt dessen der Schrägstrich gebraucht.

Nun kommen ab und zu Ausdrücke der Form a / b + c vor. Dieser konkrete Ausdruck könnte auch so geschrieben werden: (a / b) + c. Er ist jedoch keinesfalls als a / (b + c) aufzufassen.

Ferner ist zu berücksichtigen, dass die Division höhere Priorität als die Multiplikation hat. a / b * c bedeutet also (a / b) * c und nicht a / (b * c).

Diese Konventionen gelten auch in Lehrbüchern. Auch dort trifft man nur äußerst selten einen Bruchstrich an.

2.3 Arithmetik

2.3.1 Prozentrechnung

Dieses Kapitel kennen wir aus der AHS-Unterstufe; vermutlich stellt es für keinen einzigen Studenten ein Problem dar.

Ich möchte aber auf eine Kleinigkeit hinweisen, die einem das Leben vielleicht noch eine Spur leichter machen könnte:

Das Prozentzeichen % bedeutet an sich "* 1/100". Prozentsätze sind folglich nichts anderes als Verhältnisangaben (Proportionen), bei denen man von diesem Prozentzeichen Gebrauch macht. Wenn man also ein Verhältnis Anteil zu Grundwert hat, multipliziert man es mit 1 = 100/100 = 100 * 1/100 = 100% und erhält so den Prozentsatz, den der Anteil am Grundwert ausmacht.

Das ist der Grund, warum man z.B. das Absorptionsvermögen gleichermaßen als Verhältnis oder als Prozentsatz angeben kann: Beide Schreibweisen bedeuten exakt dasselbe.

Formeln aus der Mittelschule wie p = A * 100 / G sind also im Prinzip überflüssiger Ballast und können vergessen werden.

2.3.2 Potenzrechnung

Die Potenzrechnung ist ein recht grundlegendes Gebiet, weil sie ermöglicht, auch extrem kleine oder große Werte überschaubar darzustellen. Dazu bedient man sich vor allem Zehnerpotenzen, also Faktoren mit dem Wert 10^n, wobei n eine ganze Zahl ist.

a^b ist im Prinzip eine Kurzschreibweise für $\Pi_{(i = 1...b)}\ a_i$.

Dieses mathematische Zeichen (das große "Pi") ist vielleicht nicht allen geläufig: Es ist das Produktzeichen. Seine Aussage ist in diesem Fall, dass der Wert a b-mal mit sich selbst multipliziert werden muss.

Für Computerfreaks: In der Programmiersprache C entspräche dies der folgenden Codeschleife: `for (produkt = 1; b; b--) produkt *= a;`.

Daraus folgen diese Rechenregeln:

$a^b * a^c = a^{b+c}$
$a^b / a^c = a^{b-c}$

Mit der Division besteht folgender Zusammenhang:

$1 / x = x^{-1}$

Und mit dem Wurzel ziehen.

$^n\sqrt{(x)} = x^{1/n}$

2.3.2.1 Zehnerpotenzen und "Vorsilben"

Macht man von Zehnerpotenzen Gebrauch, um extrem große oder kleine Werte auszudrücken, so besteht die Möglichkeit, an ihrer Stelle "Vorsilben" wie M (Mega-), m (Milli-) oder μ (Mikro-) zu verwenden. Dies kann die Angelegenheit etwas übersichtlicher machen, ist aber etwas schwerer handzuhaben, weil es notwendig ist, die Werte dieser Vorsilben zu kennen - und es ist doch etwas einfacher, 10^3 m durch 10^{-12} m zu teilen, als 1 km durch 1 pm zu dividieren.

Der griechische Kleinbuchstabe μ heißt "my", ausgesprochen "mü". Deshalb sagen manche Leute statt "Mikrometer" fälschlicherweise "Mükrometer".

Deshalb mein Rat:

Arbeitet so lange wie möglich mit Zehnerpotenzen und ersetzt sie erst zum Schluss durch Vorsilben.

Und das auch nur, wenn ihr meint, dass es besser aussieht.

Im Prinzip sind diese Vorzeichen dem Prozentzeichen ähnlich: Genauso wie das Prozentzeichen durch "* 1/100" ersetzt werden kann, könnte man anstelle der Vorsilben "* 10^x" schreiben. Hierbei ist x für jede Vorsilbe verschieden ist, z.B. bei n (nano) ist x = -9.

Das hat die Konsequenz, dass Vorsilben nicht an ihre Einheiten gebunden sind, sondern sich bei Änderung der Einheit "übernehmen" lassen.

Beispiele:

1 MJ/s = 1 MW

10 kPa = 10 * 101325 kbar (= 1013250000 bar ≈ 1 Gbar).

Achtung: Zu beachten ist, dass man sich immer eine Klammer um die Vorsilbe und die Einheit denken muss. Denn 1 cm^2 ist nun einmal 1 * $(10^{-2}\ m)^2$ = 1 * $10^{-4}\ m^2$ und *nicht* etwa 1 * $10^{-2}\ m^2$. Letzteren Wert könnte man vielleicht als 1 $c(m^2)$ aufschreiben; diese Notation ist aber nicht üblich und irreführend.

2.3.2.2 Potenzen mit der Basis e

Neben der Basis 10 kommt uns oft auch eine andere Basis unter: die Eulersche Zahl e ≈ 2,718. Diese Konstante wurde nicht willkürlich festgelegt, sondern ist offenbar eine Naturkonstante, auf welcher viele natürliche Prozesse - z.B. der radioaktive Zerfall oder das Wachstum von Populationen - basieren. Diese Prozesse lassen sich nämlich durch Exponentialgesetze beschreiben (s. Kapitel 2.3.2.)

Für mathematisch Interessierte: Man kann den Wert von e durch Taylorsche Reihenbildung leicht näherungsweise ausrechnen. Siehe dazu Kapitel 2.5.4.1.

2.3.3 Logarithmen

Nun kommen wir zu einem Kapitel, das vielleicht eher Probleme bereiten dürften als die in den vorangegangenen Abschnitten behandelten Themen. Schwierig ist aber auch dieses nicht.

Die Logarithmusfunktion ist eine der beiden Umkehrungen der Potenzfunktion; die andere ist die Wurzel. Nehmen wir einmal an, gegeben sei:

$a^b = c$

Dann gilt:

$a = {}^b\sqrt{(c)} = c^{1/b}$
$b = {}^a\log c$

Man sagt: b ist der Logarithmus von c zur Basis a.

Das heißt:

Will man wissen, welche Zahl man b-mal multiplizieren muss, um c zu erhalten, zieht man die b-te Wurzel aus c (bzw. potenziert c mit 1/b) und erhält so a.

Will man hingegen wissen, wie oft man die Zahl a multiplizieren muss, um c zu erhalten, berechnet den Logarithmus von c zur Basis a und erhält so b.

Genauso wie bei den Potenzfunktionen spielen die Basen 10 und e eine herausragende Rolle. Man nennt deshalb ${}^{10}\log$ auch den dekadischen Logarithmus und schreibt ihn als lg an; ${}^e\log$ heißt natürlicher Logarithmus (*logarithmus naturalis*) und wird ln geschrieben.

Logarithmen mit verschiedenen Basen können leicht ineinander umgerechnet werden. Es gilt allgemein:

${}^{a}\log b = {}^{c}\log b / {}^{c}\log a$

Daraus folgt:

$\lg a = \ln a / \ln 10$
$\ln a = \lg a / \lg e$

Nach algebraischem Umformen erhält man schließlich ln 10 = 1 / lg e. Ihr könnt gerne mit dem Taschenrechner überprüfen, ob das stimmt.

Es gibt einige Rechenregeln bezüglich Logarithmen, die man beherrschen sollte, weil sie einem u.a. auch in der Physik das Leben erleichtern könnten. Die wichtigsten von ihnen lauten:

$\log (a * b) = \log a + \log b$
$\log (a / b) = \log a - \log b$

Wenn ihr zum Abschnitt über Potenzrechnung (Kapitel 2.2.1) zurückblättert, werdet ihr feststellen, dass hier eine gewisse Analogie herrscht - die natürlich nicht bloß zufällig ist, wie mathematisch Interessierte, falls ihnen Zeit bleibt, ja gerne einmal zu beweisen versuchen können.

In den Naturwissenschaften arbeitet man oft mit logarithmischen Größen, um zu vermeiden, mit allzu großen Zahlen arbeiten zu müssen. Ein sehr bekanntes **Beispiel** ist der pH-Wert (*potentia hydrogenii*), der negative dekadische Logarithmus der H^+-Ionenkonzentration in einer Lösung. Er wird in der Chemie benutzt, um festzustellen, ob eine Lösung sauren oder alkalischen (basischen) Charakter hat.

Auch in der klassischen Physik finden sich einige logarithmische Größen, wie etwa das Schallpegelmaß: $L = 10 * \lg(I / I_0)$. I ist die aktuelle Schallintensität, I_0 ein Vergleichswert. In der Biophysik verwendet man dazu meistens die untere Hör*schwelle* (nicht zu verwechseln mit der unteren Hör*grenze*, welche die Frequenz des tiefsten gerade noch hörbaren Tones angibt); diese liegt beim Menschen bei etwa 10^{-12} W / m^2.

Bei der Schallstärke handelt es sich, ebenso wie bei allen anderen logarithmischen Maßen, um eine dimensionslose Größe. Streng genommen hat sie daher die Einheit 1 - sie ist eine reine Zahl. Zwecks besserer Übersichtlichkeit hat man ihr denoch eine Einheit gegeben, das Dezibel (abgekürzt dB). 1 dB ist genauso wie 1 rad (Radiant, ein Winkelmaß) oder 1 sr (Steradiant, ein Maß für Raumwinkel) eigentlich eine überflüssige Einheit, die man bedenkenlos weglassen könnte. Aber es ist eben Konention, sie anzugeben; deswegen sollte man es tun.

2.4 Algebra

2.4.1 Direkte und indirekte Proportionalität

Zwischen fast allen physikalischen Größen herrschen Beziehungen, die sich durch lineare Gleichungen (also ohne Exponenten größer 1 bzw. kleiner 0 und auch ohne Differentialquotienten) ausdrücken lassen. Man sagt dann, dass diese Größen einander proportional sind.

Der richtige Umgang mit Proportionalitätsbeziehungen ist für das Verständnis verschiedener physikalischer und auch chemischer Phänomene ganz entscheidend, z.B., warum ein Absenken des Gasdrucks Reaktionen, die unter Abgabe von

Wärme verlaufen (exotherme Reaktionen), begünstigt oder warum die Wandspannung dicker Gefäße größer ist als die von dünnen. Daher möchte ich mich diesem Thema, obwohl es nicht allzu schwer zu durchschauen ist, dennoch etwas ausführlicher widmen.

Wir kennen Proportionalitätsbeziehungen schon aus der Volksschule - Stichwort: "Schlussrechnung". Man unterschied zwischen zwei verschiedenen Arten des Schließens, einerseits dem direkten Schluss ("je mehr, desto mehr") und andererseits dem indirekten Schluss ("je mehr, desto weniger"). Diese beiden Arten zu schließen entsprechen den beiden Arten von Proportionalitätsbeziehungen.

Die meiner Meinung nach elegantesten Definitionen der beiden Proportionalitätsbeziehungen lauten wie folgt:

Größen sind zueinander direkt proportional, wenn ihr Verhältnis konstant ist; Größen sind zueinander indirekt proportional, wenn ihr Produkt konstant ist.

Kurz gesagt:

Direkte Proportionalität = konstantes Verhältnis;
indirekte Proportionalität = konstantes Produkt.

Voraussetzung ist natürlich, dass konstante Umgebungsbedingungen herrschen. Der Druck eines Gases (s.u.) nimmt bspw. nur dann proportional zur Verminderung des Gasvolumens zu, wenn sich die Temperatur des Gases dabei nicht ändert.

Algebraisch lassen sich diese Beziehungen in verschiedenen Weisen notieren, die sich nach der Art, wie man Gleichungen löst, ineinander umformen lassen. a und b stehen hierbei für verschiedene veränderliche (variable) physikalische Größen und k für eine unveränderliche (konstante) Größe (Proportionalitätsfaktor).

Direkte Proportionalität: $a / b = k \Leftrightarrow a = k * b \Leftrightarrow b = a / k$
Indirekte Proportionalität: $a * b = k \Leftrightarrow a = k / b \Leftrightarrow b = k / a$

Wenn k unverändert bleibt, so folgt bei direkter Proportionalität:

- Das Verhältnis zwischen a und b bleibt konstant.
- Erhöht man a, so erhöht man damit automatisch auch b.
- Erhöht man b, so erhöht man damit automatisch auch a.
- Verringert man a, so verringert man damit automatisch auch b.
- Verringert man b, so verringert man damit automatisch auch a.

Wenn k unverändert bleibt, so folgt bei indirekter Proportionalität:

- Das Produkt aus a und b bleibt konstant.
- Erhöht man a, so verringert man damit automatisch b.
- Erhöht man b, so verringert man damit automatisch a.
- Verringert man a, so erhöht man damit automatisch b.
- Verringert man b, so erhöht man damit automatisch a.

Das ist die ganze Hexerei. Damit lässt sich in der Praxis einiges anfangen.

Beispiele:

<u>Allgemeine Gasgleichung (Thermodynamik):</u>

$p * V = n * R * T$; daraus folgt:

- p und V sind zueinander indirekt proportional ($p * V = k$),
- p und T sind zueinander direkt proportional ($p = k * T$),
- V und T sind zueinander direkt proportional ($V = k * T$).

Da die allgemeine Gaskonstante R unveränderlich ist, hat eine Veränderung von p, V oder T keine Auswirkung auf den Wert von R; R wirkt in dieser Gleichung als ein

Proportionalitätsfaktor. Ebensowenig kann die Stoffmenge n mittels p, V oder T verändert werden: Sie ist eine für das behandelte Gasgemisch charakteristische Konstante.

Exotherme chemische Reaktionen verlaufen unter Abgabe von Wärme, d.h. die Temperatur nimmt ab. Da p und T zueinander proportional sind, nimmt daher automatisch auch der Gasdruck ab. Umgekehrt begünstigt eine wie auch immer hervorgerufenes Verminderung des Gasdrucks das Zustandekommen exothermer Reaktionen.

Analoges gilt für endotherme Reaktionen, die unter Aufnahme von Wärme verlaufen: Sie werden durch eine Erhöhung des Gasdrucks begünstigt.

Frequenz, Wellenlänge und Ausbreitungsgeschwindigkeit (Wellen):

$\nu * \lambda = c$; daraus folgt:

- ν und λ sind zueinander indirekt proportional ($\nu * \lambda = k$),
- ν und c sind zueinander direkt proportional ($\nu = k * c$),
- λ und c sind zueinander direkt proportional ($c = k * \lambda$).

Der griechische Kleinbuchstabe λ heißt "lambda". In der Physik steht er für die Wellenlänge. Der griechische Kleinbuchstabe ν heißt "ny"; er steht für die Frequenz.

Konsequenzen:

Ultaviolettstrahlung (UV) hat eine höhere Frequenz als sichtbares Licht (die Frequenz liegt über der von violettem Licht), daher ist ihre Wellenlänge niedriger als die von sichtbarem Licht.

Infrarotstrahlung (IR) hat hingegen eine niedrigere Frequenz als sichtbares Licht (die Frequenz liegt unter der von rotem Licht), daher ist seine Wellenlänge höher als die von sichtbarem Licht.

Bei elektromagnetischen Wellen gilt außerdem $E = h * \nu = h * c / \lambda$. Das ist der Grund, warum höherfrequente, also kurzwellige Strahlen eine größere Energie aufweisen als vergleichsweise niederfrequente, langwellige Strahlen.

Laplacesches Gesetz (Fluiddynamik):

$p = 2 * \zeta / r$; daraus folgt:

- p und ζ sind zueinander direkt proportional ($p = k * \zeta$),
- p und r sind zueinander indirekt proportional ($p = k / r$),
- ζ und r sind zueinander direkt proportional ($\zeta / r = k$).

Der griechische Kleinbuchstabe ζ heißt "zeta" und steht hier für die Flächendichte der Oberflächenenergie, auch spezifische Oberflächenenergie oder Wandspannung genannt.

Eine Folge dieser Beziehungen ist z.B. die Tatsache, dass eine Vergrößerung des Radius r eines Blugefäßes um 10% auch zu einer Vergrößerung der Wandspannung ζ um 10% führt, sofern der Druck p konstant bleibt. Dies ist die Ursache einer Gefäßerkrankung namens *Aneurysma*.

Kontinuitätsbedingung (Fluiddynamik):

$I_1 = I_2$, wobei $I = A * v \Rightarrow A_1 * v_1 = A_2 * v_2$; daraus folgt:

- A_1 und v_1 sind zueinander indirekt proportional ($A_1 * v_1 = k$),
- A_1 und A_2 sind zueinander direkt proportional ($A_1 = k * A_2$),
- A_1 und v_2 sind zueinander direkt proportional ($A_1 = k * v_2$),
- v_1 und A_2 sind zueinander direkt proportional ($v_1 = k * A_2$),
- v_1 und v_2 sind zueinander direkt proportional ($v_1 = k * v_2$),
- v_1 und v_2 sind zueinander indirekt proportional ($v_1 * v_2 = k$).

Die Flächen sind also zueinander direkt proportional, die Geschwindigkeiten ebenso. Die Flächen sind zu den Geschwindigkeiten jedoch indirekt proportional. Somit sind die Verhältnisse zwischen den Flächen bzw. den Geschwindigkeiten zueinander indirekt proportional.

Algebraisch ausgedrückt: $A_1 / A_2 / (v_1 / v_2) = K$

K ist hier das Verhältnis der Proportionalitätskonstanten zwischen A_1 und A_2 bzw. v_1 und v_2. Da diese beiden Proportionalitätskonstanten gleich sind, ist K = 1.

Somit gilt: $A_1 / A_2 / (v_1 / v_2) = 1 \Rightarrow A_1 / A_2 = 1 / (v_1 / v_2) = v_2 / v_1$

Es liegt hier also ein Spezialfall indirekter Proportionalität vor: Die Verhältnisse sind zueinander reziprok.

Durch weiteres Umformen je nach gegebenen und gesuchten Werten erhält man:

- $A_1 = A_2 * v_2 / v_1$
- $A_2 = A_1 * v_1 / v_2$
- $v_1 = v_2 * A_2 / A_1$
- $v_2 = v_1 * A_1 / A_2$

Das mag jetzt zugegebenermaßen eine etwas langatmige und umständliche Erklärung gewesen sein, da man ja auch durch einfaches Umformen der ersten Gleichung $A_1 * v_1 = A_2 * v_2$ diese Beziehungen ohne weitere Überlegungen hätte erhalten können. Ich wollte aber zeigen, wie verschiedene Proportionalitätsbeziehungen miteinander verknüpft werden können.

2.4.2 Exponentialgesetze

Neben den Proportionalitätsbeziehungen sind exponentielle Zusammenhänge die am häufigsten vorkommende Art, wie physikalische Größen miteinander verknüpft sein können.

Die allgemeine Formel eines Exponentialgesetzes lautet:

$$f(x) = f_0 * e^{k * x}$$

Die Konstante k ist hier oft negativ, weil solche Gesetze meist zur Beschreibung eines exponentiellen Abnehmens benutzt werden.

Solche Gesetze beschreiben u.a.:

- den radioaktiven Zerfall,
- die radioaktive Aktivitätsabnahme,a
- die Höhenabhängigkeit des Luftdrucks (Barometrische Höhenformel),
- die Energieverteilung im strömenden Fluid (Boltzmann-Theorem),
- den Aufladestrom eines Kondensators,
- den Abklangsstrom einer Spule.

Für besonders Interessierte: Im Abschnitt über Differentialgleichungen, Kapitel 2.5.3, werde ich noch darauf eingehen, wie solche Gesetze aus Differentialquotienten hergeleitet werden können.

Neben der oben genannten Form ist für die Beschreibung einer exponentiellen Abnahme auch noch folgende Form gebräuchlich:

$$f(x) = f_0 * e^{-\mu * x}$$

μ ist im Gegensatz zu k *immer* positiv.

Vorsicht: Die Festlegung, dass k negativ oder positiv sein kann, während μ immer positiv ist, ist nicht etwa durch ein international anerkanntes Standardisierungsgremium erfolgt, sondern einzig durch meine Person. Ich werde mich in diesem Skriptum an diese Regeln halten, um die Übersichtlichkeit zu erhöhen. Es könnte aber sein, dass ihr in einem Lehrbuch auf eine Formel stoßen werdet, in welcher μ für einen negativen Wert steht.

2.4.2.1 Halbwertsparameter

Mitunter wird verlangt, dass man mit Halbwertszeiten, Halbwertsdicken und anderen "Halbwertsparametern" arbeitet. Der Halbwertsparameter einer Exponentialfunktion ist, allgemein gesagt, jener Wert x, für den gilt: $f(x) = f_0 / 2$. Setzen wir dies in die Generalformel für Exponentialgesetze ein und entlogarithmieren wir die Gleichung, so erhalten wir:

$1 / 2 = e^{k * x1/2}$
$\ln (1 / 2) = k * x_{1/2}$
$x_{1/2} = \ln (1 / 2) / k$

bzw.

$k = \ln (1 / 2) / x_{1/2}$

k und $x_{1/2}$ sind zueinander also indirekt proportional.

Analog dazu gilt für das Gesetz der exponentiellen Abnahme:

$x_{1/2} = \ln 2 / \mu$

bzw.

$\mu = \ln 2 / x_{1/2}$

Bei Kenntnis des Halbwertsparameters $x_{1/2}$ können wir also mit Hilfe der letzten Gleichung die Konstante k (bzw. μ) berechnen. Dies ermöglicht uns dann, jeden beliebigen Wert f(x) zu berechnen, vorausgesetzt, wir kennen irgend einen Wert f(x).

Beispiel:

Der Luftdruck in der Atmosphäre beträgt 101325 Pa. Eine Höhendifferenz um 5 km hat eine Druckabnahme um ungefähr 50% zur Folge. Wie groß etwa ist der Druck in 1 km Höhe?

Lösung: $k = \ln (1 / 2) / (5 \text{ km}) = -0{,}1386 / \text{km} \Rightarrow p(1) = 101325 \text{ Pa} * e^{-0{,}1386} \approx 88211$ Pa.

Achtung: Falls jemand vorhat, mit der diesem Beispiel zu Grunde liegenden Näherung bei einer Prüfung zu arbeiten, so möge er diesen Plan gleich wieder ad acta legen. Zumindest beim Teilrigorosum in Medizinischer Physik wird verlangt, dass man mit der barometrischen Höhenformel (s. Kapitel 4.2.6) arbeitet, sonst wird man mit Punkteabzug bestraft.

Damit ich nicht missverstanden werde: Das heißt *nicht*, dass die Herleitung von Exponentialgesetzen bei Kenntnis des Halbwerts unexakt wäre oder nicht verwendet werden dürfte. Im Gegenteil: Für einige Prüfungsbeispiele (insbesondere aus dem Kapitel Radioaktivität) ist diese Vorgangsweise sogar *notwendig*.

2.5 Geometrie

2.5.1 Analytische Geometrie

Die analytische Geometrie wurde vom berühmten Mathematiker und Philosophen René Descartes begründet. Er hatte die Idee, ein Koordinatensystem zu entwickeln, um geometrische Figuren mathematisch besser beschreiben zu können. In weiterer Folge ist daraus die Vektorrechnung enstanden.

Die Grundlagen dürften aus der Schule hinreichend bekannt sein. Wir wollen aber kurz wiederholen, wie man mit Koordinatensystemen umgeht.

2.5.1.1 Gewöhnliche kartesische Koordinatensysteme

Eine Fähigkeit, die jeder Naturwissenschaftler oder Mediziner besitzen muss, ist das Ablesen von Diagrammen. Wir haben uns damit schon in der AHS-Unterstufe befasst; deshalb sollte es an sich nicht wirklich ein Problem darstellen.

Das Einzige, worauf man wirklich achten muss, ist der Maßstab. Nur wenn dieser bekannt ist, haben die Messwerte auch Sinn. Ist er nicht angegeben, so muss man ihn berechnen. Dazu misst man eine Strecke auf der x-Achse (Abszisse) aus, deren tatsächlicher Wert bekannt ist, und dividiert Letzteren durch die gemessene Strecke: so erhält man den x-Maßstab. Dieser muss dann mit den anderen gemessenen Strecken multipliziert werden. Genauso verfährt man anschließend auch mit der y-Achse (Ordinate).

Beispiel:

Vor uns liegt ein Diagramm, das den Zerfall eines radioaktiven Isotops beschreibt. Wir sehen, dass 25 mm auf der x-Achse einer Sekunde entsprichen. Also ist der x-Maßstab 1 s / (25 mm) = 0,04 s/mm. Nun messen wir eine x-Differenz von 5 cm. Diese entspricht folglich einer Zeitdifferenz von 5 cm * 0,04 s/mm = 50 mm * 0,04 s/mm = 2 s.

2.5.1.2 Logarithmische und halblogarithmische Koordinatensysteme

Schon eine Spur komplizierter ist der Umgang mit logarithmischen bzw. halblogarithmischen Koordinatensystemen.

Zunächst einmal möchte mich mich der Frage zuwenden, wozu diese Koordinatensysteme gebraucht werden. Die Antwort ist klar: Unbedingt notwendig sind sie nicht. Wie so vieles in der Mathematik, können sie einem das Leben aber etwas leichter machen. (Das Gegenteil ist selbstverständlich auch möglich, wenn nicht sogar häufiger der Fall.)

Logarithmische und halblogarithmische Koordinatensysteme erlauben es nämlich, die Graphen von Exponentialfunktionen (s. Kapitel 2.3.2) in Form von Geraden darzustellen. Dies erleichtert erheblich das Zeichnen der Funktion, was besonders für all jene von uns interessant sein dürfte, deren künstlerisches Talent nicht so stark ausgeprägt ist wie ihre intellektuelle Begabung. Ein anderer Vorteil besteht darin, dass es nun problemlos möglich ist, die Exponentialkonstante zu bestimmen: Sie entspricht nämlich dem Anstieg der logarithmierten Funktion.

Nicht ad hoc einleuchtend? Nehmen wir die Sache unter die Lupe der Algebra. Die Exponentialfunktion laute:

$f(x) = f_0 * e^{k * x}$

Tragen wir sie auf ein gewöhnliches Koordinatensystem auf, so erhalten wir eine Kurve; sie ist mathematisch positiv (also im Gegenuhrzeigersinn) gekrümmt und je nachdem, ob die Exponentialkonstante k positiv oder negativ ist, steigt sie entweder ins Unendliche an oder sinkt hinab zu einem Grenzwert, der nie erreicht wird (asymptotisches Verhalten).

Logarithmieren wir (und das, da in der Funktion die Basis e vorkommt, vorzugsweise *naturaliter*, wie es die Lateiner sagen würden), so erhalten wir:

$\ln f(x) = \ln (f_0 * e^{k * x})$
$\ln f(x) = \ln f_0 + k * x$

Diese Gleichung entspricht einer linearen Funktion. Wir erinnern uns aus der Schule: Die allgemeine Formel für eine lineare Funktion lautet:

$y = k * x + d$

k wird Anstieg der Funktion genannt. Dieser Anstieg kann leicht aus einem Diagramm abgelesen werden. Man markiere dazu zwei beliebige Punkte auf der Funktionsgeraden, messe die Differenz ihrer y-Koordinaten und dividiere sie durch die Differenz ihrer y-Geraden. Kurz:

$k = \Delta y / \Delta x = y'$ (vgl. Kapitel 2.5.1.1)

Je nachdem, ob die y-Koordinate des weiter rechts stehenden Punktes die größere oder die kleinere ist, ist k positiv oder negativ. Bei positivem k steigt die Funktion linear an, bei negativem fällt sie linear hinab.

Die Exponentialkonstante k einer Exponentialfunktion ist also gleich dem Anstieg k der linearen Funktion, die entsteht, wenn wir beide Seiten der Funktionsgleichung zur Basis e logarithmieren.

Das ist wohl auch der Grund, warum im Absorptionsgesetz für elektromagnetische Wellen die Exponentialkonstante, welche hier in der Regel mit μ abgekürzt wird, auch linearer Absorptionskoeffizient genannt wird.

Wenn wir ein logarithmisches Koordinatensystem verwenden, zeichnen wir an sich den Graphen der logarithmierten Funktion auf. Aus diesem lässt sich k leicht bestimmen, nämlich wie bei jeder linearen Funktion (siehe auch den Abschnitt über die Differentialrechnung, Kapitel 2.5.1).

Ähnliches gilt auch für halblogarithmische Koordinatensysteme. Das sind Koordinatensysteme, auf deren einen Achse logarithmisch und auf der anderen linear gemessen wird. Hier ist die Skala sozusagen zur Hälfte linear (also "gewöhnlich") und zur anderen Hälfte eben logarithmisch. Die Exponentialkonstante ist dann freilich nicht gleich $\Delta y / \Delta x$, sondern in dem Fall, dass die y-Achse die logarithmische und die x-Achse die lineare ist, $\Delta y / {}^{a}\log(\Delta x)$, bzw. im umgekehrten Fall ${}^{a}\log(\Delta y) / \Delta x$. a steht hier für die Basis, die für die logarithmische Skala verwendet wird. Meistens ist dies die Zahl 10.

Zu beachten ist: Obwohl auf die logarithmischen Achse an sich die Logarithmen der Funktionswerte aufgetragen werden, wird sie nicht mit den logarithmischen, sondern mit den tatsächlichen Werten beschriftet. Dies ist der Grund, warum sich am Ursprung (er entspricht dem "Nullpunkt" gewöhnlicher Koordinatensysteme) einer jeden logarithmischen Achse der Wert 1 (= eine beliebige Zahl hoch Null) befindet. Ist nun der Punkt in einem bestimmten Abstand x als a^1 (z.B. 10) und der im doppelten Abstand 2 x als a^2 (z.B. 100) markiert, so erkennen wir intuitiv, dass mit der Basis a (in unserem Beispiel also 10) gearbeitet wird, wobei ein Abstand von x einer Potenz dieser Zahl (z.B. eben einer Zehnerpotenz) entspricht.

Man muss hierbei aber beachten:

Wenn wir uns um eine Strecke der Länge x auf der Achse weiterbewegen, so ist der Wert des neuen Punktes nicht um a größer als der des vorherigen, sondern a mal so groß.

Dies mag etwas kompliziert klingen. Es ist auch tatsächlich nicht ganz trivial. Aber versucht einmal, meinen obigen Ausführungen folgend, selbst ein logarithmisches (oder halblogarithmisches) Koordinatensystem zu zeichnen. Dann werdet ihr sicherlich verstehen, was ich meine.

2.5.1.2.1 Interpolation einer logarithmischen Skala

Was wirklich Kopfzerbrechen bereiten kann, ist die Interpolation einer logarithmischen Skala.

Interpolieren heißt, den genauen Wert eines Punktes herauszufinden, der zwischen zwei beschrifteten Punkten liegt. Auf linearen Skalen (s. Kapitel 2.4.1.1) ist das nicht allzu schwierig: Man muss nur den Maßstab - also das Verhältnis zwischen tatsächlichem und gemessenem Einheitswert - kennen und diese Proportion mit dem Messwert multiplizieren. Im Prinzip arbeitet man also mit einer direkten Proportionalitätsbeziehung.

Da logarithmische Koordinatensysteme aber nun einmal nicht linear sind, kann man hier mit Proportionen nicht (auf diese Weise) arbeiten. Vielleicht habt ihr es schon erraten: Die Beziehung zwischen gemessenem und tatsächlichem Wert kann durch ein Exponentialgesetz beschrieben werden.

Diese Angelegenheit ist zumindest für Nichtmathematiker, Nichttechniker und Nichtphysiker vielleicht nicht ganz trivial. Im Prinzip lautet das Exponentialgesetz wie folgt:

$x_t = x_{0,t} * a^{xg / xe,g}$

Der Index t bedeutet hier "tatsächlich", g "gemessen"; a ist die Basis (meist 10), $x_{0,t}$ der tatsächliche Wert des Ursprungs (meist 1) und $x_{e,g}$ die Strecke auf der Skala, die einer Multiplikation mit a entspricht.

Dieses Gesetz mag vielleicht etwas kompliziert aussehen, ist aber die einzige Möglichkeit, beliebige Werte von einer logarithmischen Skala exakt zu bestimmen. Prägt es euch daher gut ein. Ihr könntet es noch brauchen. (Zwar geben sich die Professoren zumindest beim Teilrigorosum in Medizinischer Physik auch mit Schätzungen zufrieden, aber sicherer ist es, möglichst exakt zu arbeiten.)

Beispiel:

Eine horizontale logarithmische Skala ist im Ursprung mit 1 Pa und im Abstand von 2 cm mit 10 Pa beschriftet. Welchem Druck entspricht der Punkt 8 mm rechts, welchem jener 8 mm links vom Ursprung?

Lösung: Die Basis a ist offensichtlich 10, der tatsächliche Wert des Ursprungs $x_{0,t}$ 1 Pa und der Einheitsabstand $x_{e,g}$ 2 cm. Daraus folgt die Formel:

$x_t = 1\ \text{Pa} * 10^{xg / (2\ \text{cm})}$

Es ist allgemein üblich (und hoffentlich auch bekannt), dass die Koordinaten auf horizontalen Achsen von links nach rechts zunehmen. Die Koordinaten (d.h. Messwerte) rechts vom Nullpunkt sind daher stets positiv. Für x_g = 8 mm = 0,8 cm folgt also $x_t = 1\ \text{Pa} * 10^{0,8\ \text{cm} / (2\ \text{cm})} \approx 2,5\ \text{Pa}$.

8 mm links vom Ursprung der Koordinatenachsen bedeutet folglich x_g = -8 mm = -0,8 cm. Daraus folgt wiederum: $x_t = 1\ \text{Pa} * 10^{-0,8\ \text{cm} / (2\ \text{cm})} = 1\ \text{Pa} / 10^{0,8\ \text{cm} / (2\ \text{cm})} \approx$ 0,4 Pa.

Daraus sehen wir auch schön, dass wir auf einer logarithmischen Skala, je weiter wir uns in negativer Richtung bewegen, zwar immer näher dem Wert 0 kommen, ihn aber nie ganz erreichen; daher kann der tatsächliche Wert auch *niemals* negativ sein.

Und nun eine schwierigere Aufgabe.

Vor uns liegt ein halblogarithmisches Koordinatensystem, das den Zusammenhang zwischen Absorberdicke (Abszisse, also x-Achse) und Intensität der nicht absorbierten Strahlung (Ordinate, also y-Achse) beschreibt. Die y-Achse ist logarithmisch, die x-Achse linear. Die y-Achse hat im Ursprung den Wert 1 W/m^2; in 4,5 cm Abstand ist sie mit 10 W/m^2 beschriftet. An der x-Achse erkennen wir sofort, dass eine Skalenstrecke von 1 cm einer tatsächlichen Dicke von 5 m entspricht. Im Diagramm sind lediglich zwei Punkte markiert; sie haben die Koordinaten (x=2 cm, y=10 cm) bzw. (x=4 cm, y=1 cm). Wieviel beträgt die Halbwertsdicke?

Medizinstudenten an der Uni Wien: Wenn ihr diese Frage richtig beantworten könnt, braucht ihr euch über die reinen Rechenaufgaben beim Rigorosum keine Sorgen zu machen. Diese hier ist mit Abstand schwieriger als alle Rechenaufgaben, die euch gestellt werden könnten. Um sie zu beantworten, müsst ihr bis jetzt aufmerksam gelesen und das Erfahrene auch verstanden haben.

Sehen wir uns zunächst die y-Achse an. Auf den ersten Blick erkennen wir: Die Basis a ist 10, der tatsächliche Wert des Ursprungs $y_{0,t}$ 1 W/m^2 und der Einheitsabstand $y_{e,g}$ 4,5 cm. Daraus folgt die Formel:

$y_t = 1\ W/m^2 * 10^{yg\,/\,(4{,}5\ cm)}$

Für y_g = 10 cm erhalten wir: $y_t = 1\ W/m^2 * 10^{10\ cm\,/\,(4{,}5\ cm)} \approx 166{,}81\ W/m^2$. Die dazu gehörige Absorberdicke x_t ist 5 m * 2 cm / (1 cm) = 10 m.

Für y_g = 1 cm erhalten wir: $y_t = 1\ W/m^2 * 10^{1\ cm\,/\,(4{,}5\ cm)} \approx 1{,}6681\ W/m^2$. Die dazu gehörige Absorberdicke x_t ist 5 m * 4 cm / (1 cm) = 20 m.

Um die Halbwertsdicke zu bestimmen, müssen wir wissen, dass die Absorption von Strahlung durch ein Exponentialgesetz beschrieben werden kann. Folglich gilt für die gefundenen Wertepaare:

$$166{,}81\ W/m^2 = I_0 * e^{-\mu * 10\ m} \quad (I)$$
$$1{,}6681\ W/m^2 = I_0 * e^{-\mu * 20\ m} \quad (II)$$

Wir können den linearen Absorptionskoeffizienten μ (vgl. Kapitel 4.2.8) nun berechnen, indem wir eine Gleichung durch die andere dividieren. (Damit das erlaubt ist, muss I_0 freilich von Null verschieden sein. Das ist ja auch der Fal, sonst wären die y-Koordinaten sämtlicher Punkte gleich Null und der Graph der Funktion entspräche der x-Achse.)

Dividieren wir also (I) durch (II), erhalten wir:

$100 = e^{-\mu * 10\ m} / e^{-\mu * 20\ m}$
$100 = e^{-\mu * 10\ m + \mu * 20\ m}$
$100 = e^{\mu * 10\ m}$
$\ln 100 = \mu * 10\ m$
$\mu = \ln 100 / (10\ m) \approx 0{,}46 / m$

Um die Halbwertsdicke zu bestimmen, brauchen wir nur mehr in die dazu gehörige Formel einzusetzen und erhalten:

$d_{1/2} = \ln 2 / \mu = \ln 2 * 10\ m / \ln 100 \approx 1{,}505\ m.$

2.5.2 Trigonometrie (Winkelfunktionen)

Für das Verständnis mancher physikalischer Zusammenhänge ist es notwendig, die Bedeutungen der beiden grundlegenden trigonometrischen Funktionen Sinus und Cosinus zu kennen.

2.5.2.1 Trigonometrie im rechtwinkeligen Dreieck

Der Begriff "Trigonometrie" leitet sich vom Dreieck ab (*triangle*, also eigentlich "Dreiwinkel"). Die beiden von 90 Grad verschiedenen Winkel des rechtwinkeligen Dreiecks können mit Hilfe der trigonometrischen Funktionen durch Verhältnisse zwischen den Längen der Dreiecksseiten charakterisiert werden.

Ein rechtwinkeliges Dreieck besteht aus zwei Katheten und der Hypotenuse. Die Hypotenuse (meistens mit dem Buchstaben c bezeichnet) ist die Seite, die dem rechten Winkel (90°) gegenüber liegt; die Katheten (a und b) sind die beiden anderen Seiten. In Bezug auf einen bestimmten Winkel nennt man die ihm gegenüberliegende Seite Gegenkathete und die andere Kathete Ankathete.

Das Verhältnis zwischen Gegenkathete und Hypotenuse wird Sinus des Winkels, das Verhältnis zwischen Ankathete und Hypotenuse Cosinus des Winkels genannt.

Algebraische Formulierung: Sei α der Winkel, a die Gegenkathete, b die Ankathete und c die Hypotenuse. Dann gilt:

$$\sin(\alpha) = a / c \qquad \text{(I)}$$
$$\cos(\alpha) = b / c \qquad \text{(II)}$$

Der griechische Kleinbuchstabe α heißt - wie wahrscheinlich jeder weiß - "alpha".

Dividieren wir (I) durch (II), so erhalten wir das Verhältnis zwischen Gegenkathete und Ankathete. Dieses wird auch Tangens des Winkels genannt:

$$\sin(\alpha) / \cos(\alpha) = a / c / (b / c) = a / c * c / b = a / b = \tan(\alpha)$$

Welche Werte können trigonometrische Funktionen annehmen? Da die Hypotenuse auf Grund des Satzes von Pythagoras ($a^2 + b^2 = c^2$) stets die längste Seite in einem Dreieck ist, so kann weder der Sinus noch der Cosinus eines Winkels je größer als 1 sein. Negative Werte sind jedenfalls, wenn es um einen Winkel in einem rechtwinkeligen Dreieck geht, ebenfalls unmöglich, da die Längen der Seiten eines Dreiecks stets positiv sind. (Wir werden später sehen, dass es sehr wohl Winkel gibt, für die die trigonometrischen Funktionen negative Werte annehmen können.) Für $0 \leq \alpha \leq 90°$ gilt:

$$0 \leq \sin(\alpha) \leq 1$$
$$0 \leq \cos(\alpha) \leq 1$$

Nur die Tangensfunktion kann größere (nämlich bis zu unendlich große) Werte ergeben.

Wann erreichen Sinus und Cosinus ihre (im Bereich des rechtwinkeligen Dreiecks) maximalen und wann ihre minimalen Werte?

Sehen wir uns zunächst die Sinusfunktion an: Es gilt $\sin(\alpha) = a / c$. Daraus folgt:

- $\sin(\alpha) = 0$, wenn $a = 0$. Dies würde bedeuten, dass die Gegenkathete unendlich klein wäre. Nach dem Satz von Pythagoras ergibt sich $b = c$. Unser Dreieck wäre also eine einzige Linie, die sowohl die Ankathete b als auch die Hypotenuse c darstellt. Der Winkel α zwischen b und c wäre folglich gleich Null.
- $\sin(\alpha) = 1$, wenn $a = c$. Aus dem Satz von Pythagoras folgt $b = 0$. Hier haben wir also den umgekehrten Fall: Das Dreieck wäre eine Linie, welche den Seiten a und c entspräche. Der (natürlich nicht wirklich sichtbare) Winkel α zwischen b und c wäre gleich 90°.

Dies lässt sich algebraisch begründen: Die Winkelsumme in einem Dreieck ist stets 180°. Da der rechte Winkel $\gamma = 90°$ und der zwischen a und c gelegene Winkel $\beta = 0$, folgt $\alpha = 90°$.

Vermutlich weiß jeder, dass die griechischen Kleinbuchstaben β und γ "beta" bzw. "gamma" genannt werden.

Folglich hat die Sinusfunktion für im rechtwinkeligen Dreieck vorkommende Winkel ihr Minimum bei 0 und ihr Maximum bei 90°.

Wie sieht es nun bei der Cosinusfunktion aus? Aus $\cos(\alpha) = b / c$ folgt:

- $\cos(\alpha) = 0$, wenn $b = 0$; α ist in diesem Fall gleich 90° (siehe oben).
- $\cos(\alpha) = 1$, wenn $b = c$ und daher $a = 0$; α beträgt dann Null (wie ebenfalls aus den obigen Erläuterungen hervorgeht).

Wir sehen also: Die Sinusfunktion hat ihre Maxima dort, wo die Cosinusfunktion ihre Minima hat, und umgekehrt.

Ich verwendete soeben die Pluralformen von Maximum und Minimum, weil es tatsächlich mehr als jeweils zwei Winkel gibt, wo diese Werte erreicht werden - nämlich unendlich viele. Diese Winkel sind allerdings in einem rechtwinkeligen Dreieck nicht möglich. Verabschieden wir uns also von dieser geometrischen Figur und sehen wir uns an, wie die beiden grundlegenden trigonometrischen Funktionen für jeden beliebigen Winkel definiert werden.

2.5.2.2 Trigonometrische Funktionen und beliebige Winkel

Für eine allgemein, für alle Winkel gültige Definition der trigonometrischen Funktionen Sinus und Cosinus bedienen wir uns des Einheitskreises. Das ist ein Kreis mit dem Radius 1 (wobei es sich hier tatsächlich um eine dimensionslose Zahl handelt). Sein Mittelpunkt soll sich im Ursprung (Nullpunkt) eines gewöhnlichen kartesischen Koordinatensystems befinden.

Wer sich mit der Vorstellung nicht anfreunden kann, dass der Radius des Einheitskreises dimensionslos ist, obwohl es sich um die Angabe einer Länge handelt und die Länge doch eine Dimension *ist*, möge sich denken, dass auf den Koordinatenachsen nicht der Abstand eines auf dem Kreis liegenden Punktes vom Ursprung aufgetragen ist, sondern dessen Verhältnis zum Radius des Kreises.

Um den Sinus bzw. Cosinus eines bestimmten Winkels zu bestimmen, zeichnen wir eine Gerade, die durch den Ursprung der Koordinatenachsen geht, so ein, dass sie mit dem positiven (also rechts vom Ursprung gelegenen) Teil der x-Achse den gewünschten Winkel einschließt. Betrachten wir nun die Koordinaten des Punkts, in dem die Gerade den Kreis schneidet, so gilt:

Die x-Koordinate des Schnittpunkts ist gleich dem Cosinus des Winkels; die y-Koordinate des Schnittpunkts ist gleich dem Sinus des Winkels.

Dies stimmt mit den Erläuterungen für den Spezialfall des rechtwinkeligen Dreiecks überein. Denn: Betrachten wir einen Winkel zwischen 0 und 90°, so ergibt sich ein rechtwinkeliges Dreieck, wenn wir eine zur y-Achse parallele (also vertikale) Gerade durch den Schnittpunkt zeichnen. Da der Radius des Einheitskreises gleich 1 ist, ist das Verhältnis $\sin(\alpha) = a / c$ zwischen der y-Koordinate des Punktes und dem Radius gleich der y-Koordinate des Punktes. Analoges gilt für das Verhältnis $\cos(\alpha) = b / c$.

Wir sehen also: Das Minimum der trigonometrischen Funktionen Sinus und Cosinus ist eigentlich nicht Null, sondern -1. Dieser Wert wird vom Sinus bei einem Winkel von 270° und vom Cosinus bei 180° erreicht. Nullstellen finden sich beim Sinus bei 0, 180° und 360°, beim Cosinus bei 90° und 270°.

Der volle Kreis hat bekanntlich einen Winkel von 360°. Hier haben Sinus und Cosinus dieselben Werte wie bei 360° - 360° = 0. Gehen wir über 360° hinaus, so durchlaufen wir im Prinzip den Kreis ein zweites Mal. Wir stellen fest, dass sich dieselben Werte wie beim ersten Durchlauf ergeben, nur sind die Winkel um 360° verschoben. Algebraisch formuliert: $\sin(\varphi) = \sin(\varphi - 360°)$. Analoges gilt auch für Cosinus.

Der griechische Kleinbuchstabe φ heißt "phi". In der Mathematik wird er vor allem gebraucht, um beliebige Winkel anzugeben. In der Physik wird auch das elektrische Potential mit diesem Buchstaben bezeichnet.

Durchlaufen wir den Kreis ein drittes Mal, ergeben sich abermals dieselben Werte - was ja klar ist: denn da $\sin(\varphi) = \sin(\varphi - 360°)$, ist z.B. $\sin(800°) = \sin(800° - 360°) = \sin(440°) = \sin(440° - 360°) = \sin(80°)$.

Man kann daher für positive Winkel φ allgemein formulieren:

$\sin(\varphi) = \sin(\varphi \bmod 360°)$
$\cos(\varphi) = \cos(\varphi \bmod 360°)$

Der Operator mod heißt "modulo" und gibt den Divisionsrest an.

Wie sieht es mit negativen (d.h. rechtsdrehenden) Winkeln aus? Nun, da allgemein gilt $\sin(\varphi) = \sin(\varphi - 360°)$, muss auch $\sin(\varphi) = \sin(\varphi + 360°)$ gelten. Addieren wir zu einem negativen Winkel hinreichend oft 360°, so kommen wir schließlich zu einem positiven Winkel, der genau die gleichen Sinus- und Cosinuswerte hat. Es gilt also:

$\sin(\varphi) = \sin(\varphi + n * 360°)$
$\cos(\varphi) = \cos(\varphi + n * 360°)$

Dabei ist zu berücksichtigen, dass n eine ganze Zahl sein muss, also hinter dem Komma nur Null stehen darf.

Die beiden letzten Gleichungen verdeutlichen am besten, worum es sich bei Sinus und Cosinus handelt: nämlich um periodische Funktionen. Alle 360° wiederholen sich ihre Werte. Man könnte daher auch sagen, die *Periodendauer* von $\sin(\varphi)$ und $\cos(\varphi)$ betrage 360°.

Das ist der Grund, warum diese trigonometrischen Funktionen für die Physik so wichtig sind: Mit ihnen lassen sich periodische Vorgänge mathematisch exakt beschreiben. Beispiele hierfür sind die Schwingungen eines Pendels, die Ausbreitung einer Welle oder der zeitliche Verlauf einer Wechselspannung.

Aber auch manche physikalische Größen (nämlich solche skalare Größen, welche von Vektoren abgeleitet werden) werden mit Hilfe solcher Funktionen definiert. (Siehe Kapitel 3.4.1, wo wir uns damit ausführlich beschäftigen werden.)

Auch bei optischen Phänomenen wie der Brechung und der Reflexion spielen die trigonometrischen Funktionen eine große Rolle, weil hier alle Berechnungen mit Winkeln arbeiten.

Schließlich benötigen wir die trigonometrischen Funktionen in der Mechanik, um z.B. die Schub- und die Druckkomponente einer schräg auf einen Körper angreifenden Kraft zu ermitteln. Dazu zeichnen wir ein rechtwinkeliges Dreieck und benutzen Sinus oder Cosinus, um die Verhältnisse zwischen den Komponenten zu berechnen.

Beispiel:

Jemand drückt mit einer Kraft von 10 N auf einen Körper, der auf einer schiefen Ebene festsitzt. Der Druck erfolgt in vertikaler Richtung; die Ebene ist hingegen um 60° geneigt (d.h. der Winkel zwischen der schiefen Ebene und dem Boden beträgt 60°). Wie groß ist die Schub-, wie groß die Druckkomponente dieser Kraft?

Die Schubkomponente ist definitionsgemäß die zur Angriffsfläche parallele, die Druckkomponente die zu ihr senkrechte Komponente des Kraftvektors. (Man sagt auch manchmal: Die Schubkomponente ist auf die Körperachse normal, d.h. sie steht auf ihr senkrecht, und die Druckkomponente ist zu ihr parallel. Das bedeutet exakt dasselbe.) Alle drei bilden zusammen ein rechtwinkeliges Dreieck. Da wir den Betrag des Kraftvektors kennen, benötigen wir nur noch einen weiteren Winkel dieses Dreiecks, um die beiden Kraftkomponenten ausrechnen zu können.

Mit Hilfe einer Skizze lässt sich feststellen, dass der Winkel zwischen dem Kraftvektor und der Druckkomponente gleich dem Neigungswinkel der schiefen Ebene ist. Zeichnen wir dazu den Boden und die schiefe Ebene quasi von vorne betrachtet als Geraden auf, die einander schneiden, aber nicht aufeinander senkrecht stehen (so dass ihr Schnittwinkel von 90° verschieden ist). Um die weiteren Ausführungen knapp zu halten bezeichnen wir die Gerade, die für den Boden steht, als b und jene, die die Ebene repräsentiert, als e.

Betrachten wir nun den kleineren der beiden von ihnen eingeschlossenen Winkeln: Er sei der Neigungswinkel α (im konkreten Beispiel 60°).

Jetzt wählen wir einen beliebigen Punkt K auf e: Er gibt die Position des Körpers an, auf den die Kraft ausgeübt wird.

Zeichnen wir eine Gerade f durch den Punkt K, die auf b senkrecht steht, so erhalten wir die Trägergerade des Kraftvektors. Gleichzeitig ergibt sich ein rechtwinkeliges Dreieck, das durch die Geraden b, e und f eingeschlossen wird. Davon ist uns neben dem rechten Winkel zwischen f und b ein weiterer Winkel bekannt, nämlich jener zwischen b und e: Es handelt sich um α. Da die Winkelsumme in jedem Dreieck 180° beträgt, ergibt sich für den Winkel β zwischen e und f $90° - \alpha$ (in unserem Beispiel also 30°).

Zeichnen wir nun eine Gerade d durch den Punkt K, die auf e senkrecht steht. Dies ist die Trägergerade der Druckkomponente der Kraft. Da der Winkel zwischen d und e 90° beträgt und eine Gerade mit sich selbst einen Winkel von 180° einschließt, ergibt sich für den Winkel zwischen d und f der Wert $180° - (90° + \beta) = 90° - \beta = 90° - (90° - \alpha) = \alpha$.

Mit dieser Erkenntnis dürfte de Rest des Beispiels kein Problem bereiten: Da der Betrag des Kraftvektors f gleich der Länge der Hypotenuse, die Schubkomponente e gleich der Länge der Gegenkathete von α und die Druckkomponente d gleich der Länge der Ankathete ist, ergibt sich:

$\sin(\alpha) = e / f \Rightarrow e = f * \sin(\alpha) = 10\ N * \sin(60°) \approx 8{,}66\ N$
$\cos(\alpha) = d / f \Rightarrow d = f * \cos(\alpha) = 10\ N * \cos(60°) = 5\ N$

Probe: Nach dem Satz des Pythagoras muss die Bedingung $e^2 + d^2 = f^2$ erfüllt sein. Dies ist tatsächlich der Fall, wie ihr gerne mit dem Taschenrechner (oder überschlagsmäßig im Kopf) überprüfen könnt.

2.5.2.3 Umwandlung von Winkelfunktionen ineinander

Zeichnen wir die Graphen von $\sin(\varphi)$ und $\cos(\varphi)$ auf, so sehen wir, dass sie an sich deckungsgleich wären, wäre nicht der eine gegenüber den anderen um 90° verschoben. Man sagt, der Phasenabstand von Sinus und Cosinus betrage 90°. Somit gilt:

$\sin(\varphi) = \cos(\varphi + 90°)$
$\cos(\varphi) = \sin(\varphi + 90°)$

Sinusfunktionen lassen sich also in Cosinusfunktionen umwandeln und umgekehrt.

2.5.2.4 Umkehrung der Winkelfunktionen

Die Umkehrung der Sinusfunktion ist der Arcussinus (arcsin), die des Cosinus der Arcuscosinus (arccos). Es gibt natürlich auch einen Arcustangens (arctan) Beide Funktionen werden von jedem handelsüblichen Taschenrechner unterstützt. Sie dienen der Ermittlung eines Winkels, dessen Sinus bzw. Cosinus (oder eben Tangens) einem bestimmten Wert entspricht. Die Betonung liegt hier natürlich auf das Wort "*einen*", denn es gibt ja unendlich viele Winkel, für welche eine bestimmte trigonometrische Funktion denselben Wert liefert. Kennt man aber einen Winkel, so kann man, wie im vorigen Kapitel ausgeführt, leicht einen beliebigen anderen mit gleichem Sinus, Cosinus und Tangens bestimmen:

$\sin(\arcsin(\varphi)) = \sin(n * 360° + \arcsin(\varphi))$
$\cos(\arcsin(\varphi)) = \cos(n * 360° + \arcsin(\varphi))$
$\tan(\arcsin(\varphi)) = \tan(n * 360° + \arcsin(\varphi))$

Dasselbe gilt auch für arccos und arctan. n ist auch hier ganzzahlig.

2.5.2.5 Das Radiantenmaß

Bisher haben wir die Winkel wie aus dem Alltag gewohnt im Gradmaß angegeben. In der Physik wird jedoch meistens ein anderes Maß verwendet, das Radiantenmaß.

Ein Winkel lässt sich nämlich durch die Länge des Bogens des Einheitskreises angeben, der zwischen der x-Achse und dem Schnittpunkt der Geraden mit dem Kreis gemessen wird.

Da der Umfang des Einheitskreises $2 * \pi$ beträgt, gilt:

$2 * \pi = 360°$

Daraus folgt:

$1° = \pi / 180$

(Sicherlich kennt jeder den griechischen Kleinbuchstaben π: Er heißt "pi" und steht in der Mathematik für die Kreiszahl, deren Wert ca. 3,141592654 beträgt.)

Obwohl die Bogenlänge des Einheitskreises dimensionslos ist (sie entspricht dem Verhältnis der Bogenlänge eines tatsächlichen Kreises zu seinem Radius), gibt man ihr eine Einheit: 1 Radiant, abgekürzt 1 rad. Damit ist eindeutig erkennbar, dass es sich um eine Winkelangabe hanndelt.

Für den Wert von 1 rad ergibt sich durch Umformen der letzten Gleichung:

$1 \text{ rad} = 180° / \pi$

2.6 Analysis

2.6.1 Differentialrechnung

Die Differentialrechnung dient dazu, eine Funktion zu finden, die den Anstieg einer gegebenen Stammfunktion bzw. dessen Verlauf angibt.

Es existieren hierfür zwei Methoden: das grafische und das rechnerische Differenzieren. Ihre spezifischen Vorzüge und Nachteile sind rasch erklärt: Während die grafische Methode auf jeden Funktionsgraphen angewandt werden kann, erfordert der rechnerische Weg die Kenntnis der Funktionsgleichung. Dafür ist er wesentlich exakter.

In manchen Studienrichtungen, z.B. Medizin, wird nur grafisches Differenzieren verlangt. Es lohnt sich aber, sich auch die Regeln der rechnerischen Methode wieder ins Gedächtnis zu rufen, weil man nur auf diese Weise manche Herleitungen physikalischer Gesetze nachvollziehen kann.

2.6.1.1 Differentiation von linearen Funktionen

Wie oben gesagt, bedeutet Differenzieren, den Anstieg einer Funktion zu ermitteln. Bei linearen Funktionen, also Funktionen der Form $y = k * x + d$, ist der Anstieg an jeder Stelle gleich: Er ist der Quotient aus dem Unterschied der y-Koordinaten zweier Punkte gebrochen durch den der x-Koordinaten derselben beiden Punkte: $\Delta y / \Delta x$. Nun ist Δy ja nichts anderes als y1 - y2. Wir erhalten:

$y1 - y2 = k * x1 + d - (k * x2 + d)$
$y1 - y2 = k * x1 + d - k * x2 - d$
$y1 - y2 = k * (x1 - x2)$
$\Delta y = k * \Delta x$
$\Delta y / \Delta x = k$

Somit ist der Koeffizient k gleich dem Anstieg der linearen Funktion. Die Anstiegsfunktion lautet also:

$y' = dy / dx = k$

Der Ausdruck dy / dx heißt Differentialquotient. Siehe dazu auch Kapitel 2.5.1.3.

Zeichnen wir ihren Graphen auf, so werden wir feststellen, dass es sich bei ihm um eine Gerade handelt, die parallel zur x-Achse verläuft.

Ist die Gleichung der Stammfunktion gegeben, so kann also die dazu gehörige Anstiegsfunktion unmittelbar aus ihr abgelesen werden.

Liegt uns nur ein Graph vor, so wählen wir zwei beliebige Punkte, messen wir die Differenzen ihrer y-Koordinaten Δy sowie ihrer x-Koordinaten Δx und berechnen den Quotienten $\Delta y / \Delta x$.

Das war ja nicht allzu schwierig.

2.6.1.2 Graphische Differentiation von beliebigen Funktionen

Nicht alle Funktionen sind differenzierbar. Nicht differenzierbar sind z.B. Funktionen, die nicht durch eine Gleichung, sondern nur durch eine Punktemenge definiert werden können. Streng genommen sollte dieses Kapitel also "Graphische Differentiation von beliebigen differenzierbaren Funktionen" heißen, aber das würde zu geschwollen klingen.

Der Anstieg von Funktionen höherer Ordnung, in denen die Variable nicht nur in der ersten Potenz vorkommt, ist nicht konstant, sondern ändert sich laufend; er ist von der Funktionsvariablen selbst abhängig. Dies ist der Grund, warum man hier tatsächlich eine Anstiegsfunktion zeichnen oder berechnen muss. In diesem Kapitel möchten wir uns zunächst der graphischen Methode widmen.

Der Anstieg der Funktion in einem bestimmten Punkt X, dessen x-Koordinate x betrage, ist gleich dem Anstieg der Tangenten durch diesen Punkt X. Das ist jene Gerade, welche die Funktion nur in diesem einzigen Punkt X schneidet.

Beim graphischen Differenzieren geht es also darum, eine Gerade zu zeichnen, die dieser Tangente möglichst ähnlich ist - mit ein wenig Übung ist das bald nicht mehr so schwierig, wie es sich jetzt vielleicht anhört. Zudem ist das graphische Differenzieren ohnehin nie so genau wie die rechnerische Methode.

Den Anstieg der Tangenten bestimmt man dann genauso wie den Anstieg jeder anderen linearen Funktion.

Beim Zeichnen der Anstiegfunktion ist ein geeigneter Maßstab zu wählen, so dass sowohl das Anstiegsmaximum als auch das Anstiegsminimum im Diagramm Platz finden.

Da man bei der Prüfung unter Zeitdruck steht, hat es keinen Sinn, den Anstieg möglichst vieler Punkte zu bestimmen und einzuzeichnen. Es empfiehlt sich folgende Vorgangsweise:

- Zuerst bestimmt man die Punkte, bei denen der Anstieg gleich Null ist. Dies sind die so genannten lokalen Maxima und Minima - vielleicht sind sie euch auch unter dem Namen "Extrempunkte" bekannt. Ein Extrempunkt zeichnet sich aus, dass sich in ihm die Richtung des Anstiegs ändert. Wenn die Funktion bis zu diesem Punkt fällt und nach ihm steigt, so nennt man ihn Tiefpunkt; den umgekehrten Fall bezeichnet man als Hochpunkt. In einem Extrempunkt selbst steigt die Funktion weder an, noch fällt sie: Die Anstiegsfunktion hat hier einen Nullpunkt.
- Danach bestimmt man die Punkte, bei denen der Anstieg bzw. Abfall maximal ist. Dies sind die Wendepunkte, also jene Punkte, in denen sich die Krümmung der Funktion ändert. War sie vorher mathematisch positiv (gegen den Uhrzeigersinn) gekrümmt, so ist sie hinterher mathematisch negativ (im Uhrzeigersinn) gekrümmt oder umgekehrt. Man misst also als zweiten Schritt die lokal maximalen Anstiege bzw. Abfälle der Funktionen und zeichnet den größten Wert möglichst nahe dem Rand des Diagramms auf. Daraus ergibt sich der Maßstab, der von nun an für alle weiteren Zwischenpunkte einzuhalten ist.

Mathematisch gesehen, entspricht die Krümmung dem Anstieg der Anstiegsfunktion, also der zweiten Ableitung der Stammfunktion. Im Wendepunkt ist die Krümmung weder positiv noch negativ, sondern exakt Null.

- Schließlich kann man, um die Genauigkeit zu erhöhen, noch den Anstieg in zwischen Wende- und Extrempunkten liegenden Punkten berechnen. Wenn man einigermaßen geübt ist, ist das oft aber gar nicht mehr notwendig: Man kann auch so recht gut abschätzen, wie die Anstiegsfunktion verlaufen muss.
- Hat eine Funktion jedoch weder Extrem- noch Wendepunkte, so muss man eben mehrere einigermaßen weit voneinander entfernte Punkte nehmen, den dort herrschenden Anstieg ermitteln und versuchen, eine möglichst gut aussehende Kurve zu zeichnen, auf welcher mit hoher Wahrscheinlichkeit nicht nur die ermittelten Anstiegswerte, sondern auch die möglichst vieler zwischen den zur Messung herangezogenen Punkten liegen.

Es könnte nützlich sein, sich zusätzlich noch folgende Spezialfälle merken:

- Eine Funktion zweiter Ordnung der Form $y = a * x^2 + b * x + c$ hat eine lineare Ableitungsfunktion der Form $y = k * x + d$, wobei (wie wir im nächsten Kapitel sehen werden) $k = 2 * a$ und $d = b$. Der Graph der Ableitungsfunktion ist eine Gerade. Die Aufgabe lässt sich also perfekt lösen, indem man den Anstieg in zwei beliebigen Punkten ermittelt, die Anstiegswerte in geeignetem Maßstab einzeichnet und sie durch eine Gerade miteinander verbindet.
- Die Anstiegsfunktion der Sinusfunktion $y = \sin(x)$ ist gleich der Cosinusfunktion $dy / dx = \cos(x)$.

- Die Anstiegsfunktion der Cosinusfunktion y = cos(x) ist gleich der um die x-Achse gespiegelten Sinusfunktion, also dy / dx = -sin(x).
- Die Anstiegsfunktion der Logarithmusfunktion y = ln x lautet dy / dx = 1 / x.

2.6.1.3 Rechnerische Differentiation von beliebigen Funktionen

Der mittlere Anstieg einer Funktion beträgt $\Delta y / \Delta x$. Um den momentanen Anstieg in einem bestimmten Punkt x zu berechnen, lässt man Δx gegen Null gehen und erhält so den Differentialquotienten dy / dx.

Mathematisch exakt formuliert:

$$dy / dx = \lim_{(\Delta x \to 0)} (f(x + \Delta x) - f(x)) / \Delta x$$

Formuliert man den Differentialquotienten allgemein, also für beliebige Werte x, so ergibt er die Ableitungsfunktion.

Viele Mathematiker haben sich bereits vor uns mit der Frage befasst, wie der Differentialquotient für verschiedene Funktionen aussieht. Dabei sind sie auf einige nützliche Regeln gestoßen. Die drei grundlegendsten lauten:

$y(x) = k * x^n$	$\Rightarrow dy / dx = k * n * x^{n-1}$	(I)
$y(x) = u(x) + v(x)$	$\Rightarrow dy / dx = du(x) / dx + dv(x) / dx$	(II)

Das heißt: Die Exponenten werden im Differentialquotienten zu Koeffizienten; der Exponent selbst wird um 1 vermindert. (II) besagt, dass der Differentialquotient der Summe zweier Funktionen der Summe der Differentialquotienten der beiden Funktionen entspricht. Effektiv bedeutet dies, dass man beliebig viele Ausdrücke des Typs $k * x^n$ miteinander addieren kann; um den Differentialquotienten der Summe zu berechnen, berechnet man die Differentialquotienten der Einzelfunktionen und addiert dann diese miteinander.

Beispiel:

$y(x) = 4 * x^2 + 3 * x + 2 + 1 / x$

Hier beträgt der Differentialquotient:

$dy / dx = 4 * 2 * x^{2-1} + 3 * 1 * x^{1-1} + 2 * 0 * x^{0-1} + 1 * (-1) * x^{-1-1} = 8 * x + 3 - 1 / x^2$

Außerdem gibt es noch die Produktregel (III), die Quotientenregel (IV) und die Kettenregel (V):

$y(x) = u(x) * v(x)$	$\Rightarrow dy / dx = du / dx * v(x) + u(x) * dv / dx$	(III)
$y(x) = u(x) / v(x)$	$\Rightarrow dy / dx = (du / dx * v(x) - u(x) * dv / dx) / (v(x))^2$	(IV)
$y(x) = u(v(x))$	$\Rightarrow dy / dx = du / dv * dv / dx$	(V)

Vielleicht ist nicht sofort klar, wie die Kettenregel zu verstehen ist.

Deshalb ein **Beispiel**:

$y(x) = (x^2 + x + 1)^4$

Hier haben u und v folgende Bedeutung:

$v(x) = x^2 + x + 1$
$u(v) = v^4$

Differenzieren wir beide Funktionen, so ergibt sich:

$du / dv = 3 * v^3 = 3 * (x^2 + x + 1)^3$
$dv / dx = 2 * x + 1$

Da dy / dx = du / dv * dv / dx, erhalten wir als Endergebnis:

$dy / dx = 3 * (x^2 + x + 1)^3 * (2 * x + 1)$

Die Kettenregel dient also dem Auflösen von Funktions-Verschachtelungen in Produkt-Ketten.

2.6.2 Integralrechnung

Die Integration ist die Umkehrung der Differentiation: Gegeben ist die Anstiegsfunktion, herauszufinden die zu ihr gehörende Stammfunktion. Mathematiker vieler Generationen haben sich darüber den Kopf zerbrochen, wie das denn zu bewerkstelligen sei, bis man schließlich darauf kam, dass die Stammfunktion (im Prinzip!) die Fläche zwischen dem Graphen der Anstiegsfunktion und der x-Achse beschreibt.

2.6.2.1 Integration von linearen Funktionen

Die Integration einer linearen Funktion ist besonders einfach: Da es sich bei ihrem Graphen um eine Gerade handelt, ist die Fläche zwischen ihm und der x-Achse gleich der Fläche eines reckwinkeligen Dreiecks. Diese beträgt bekanntermaßen x * y / 2, wenn x und y für die beiden Katheten stehen.

Geht der Graph durch den Nullpunkt (d.h. die Funktion hat die Form y = k * x), so beträgt die gesuchte Fläche also:

$y * x / 2 = k * x^2 / 2$

$Y = \int(y(x) * dx) = k * x^2 / 2$ ist gleichzeitig eine der möglichen Stammfunktionen. Differenzieren wir diese Funktion nämlich nach x, so erhalten wir nach den Regeln aus Kapitel 2.5.1.3 eben $dY / dx = k * 2 * x^{2-1} / 2 = k * x = y$.

Der Ausdruck $\int(y(x) * dx)$ steht für das unbestimmte Integral von y nach x. Man schreibt immer "* dx", weil y(x) ja für den Differentialquotienten der Stammfunktion dY / dx steht. Daraus folgt: $\int(y(x) * dx) = \int(dY / dx * dx) = \int dY = Y$.

Allerdings ist dies nur eine von unendlich vielen Stammfunktion. Wir können nämlich jeden beliebigen konstanten, also von der Formvariable x unabhängigen Wert zur gefundenen Stammfunktion addieren. Das Ergebnis ist dann ebenfalls eine gültige Stammfunktion.

Dies lässt sich durch die erste Regel der rechnerischen Differentiation leicht begründen: $d(k * x^n) / dx = d(k * x^n + c) / dx = k * x^{n-1}$, da ja $c = c * x^0 = c * 0 * x^{0-1} = 0$.

Das heißt aber *nicht*, dass jede beliebige Funktion als Stammfunktion genommen werden könnte! (Sonst wäre das Integrieren ja nur zu einfach - bzw. sinnlos.) Nein, die Betonung liegt auf "von x unabhängig". Denn nur unter dieser Bedingung tritt beim Differenzieren der Faktor Null auf, wodurch die addierte Konstante wegfällt. $Y = k * x^2 / 2 + 6$ und $Y = k * x^2 / 2 + 6 * x$ beispielsweise ergeben differenziert zwei verschiedene Funktionen (nämlich dY / dx = k * x respektive dY / dx = k * x + 6).

Eine solche Stammfunktion nennt man auch *unbestimmtes Integral*. Das bestimmte Integral ist die Fläche in einem bestimmten Bereich x_1 bis x_2. Dabei handelt es sich um die Differenz der Fläche bis zum Punkt mit der x-Koordinate x_2 minus jener bis zu x_1. Das heißt:

$$\int((x_2 - x_1) * dx) = \int(x_2 * dx) - \int(x_1 * dx)$$

Bei einer Funktion der Form y = k * x + d ergibt dies $Y(x_2 - x_1) = k * x_2^2 / 2 - k * x_1^2 / 2 = k / 2 * (x_2^2 - x_1^2)$. Wollen wir die Fläche vom Ursprung bis zu einem bestimmten Punkt mit der x-Koordinate x_2 berechnen, ist $x_1 = 0$, und es genügt, einfach die x-Koordinate dieses Punktes in die Stammfunktion einzusetzen - fertig.

Wie sieht die Angelegenheit aber aus, wenn der Graph der zu integrierenden Funktion nicht durch den Ursprung der Koordinatenachsen geht?

In diesem Fall hat die Funktion die Form y = k * x + d, wobei d von Null verschieden ist. Jetzt können wir zur Integration nicht mehr einfach y mit x multiplizieren, weil zwischen dem Nullpunkt und einem bestimmten Punkt kein Dreieck mehr besteht. Die Ecke des Dreiecks, welche vorhin im Ursprung lag, ist je nachdem, ob d negativ oder positiv ist, entweder nach rechts oder nach links verschoben; der Graph beginnt woanders zu "wachsen". Wir können ihre x-Koordinate aber leicht ausrechnen. Es handelt sich ja um den Schnittpunkt der Funktion mit der x-Achse (auch "Nullstelle" genannt). Das heißt, die y-Koordinate dieses Punktes ist gleich Null. Wir erhalten:

$0 = k * x + d$
$x = -d / k$

Wenn wir diesen x-Wert von der x-Koordinate des Punktes abziehen, bis zu dem wir das Integral berechnen wollen, erhalten wir Δx. Dies ist die eine Kathete des Dreiecks; die andere ist nach wie vor die y-Koordinate des Punktes. Die Fläche beträgt somit:

$y * \Delta x /2 = (k * x + d) * (x + d / k) / 2 = k * x^2 / 2 + d * x + d^2 / (2 * k)$

Das unbestimmte Integral lautet daher:

$\int(y(x) * dx) = k * x^2 / 2 + d * x + c$

Dies ist die allgemeine Formel des unbestimmten Integrals einer linearen Funktion. Das Ermitteln eines bestimmten Integrals funktioniert analog zu meinen Erläuterungen bezüglich dem Spezialfall $y = k * x$.

Was ist, wenn wir das bestimmte Integral für einen Bereich berechnen, in welchem der Graph unterhalb der x-Achse liegt, z.B. für $y = x$ der Bereich von -1 bis 0? Probieren wir es aus: $Y(x_2 - x_1) = 1 / 2 * (x_2^2 - x_1^2) = 1 / 2 * (0 - 1) = -1 / 2$. Wir erhalten also einen negativen Wert. Nun ist es der *Betrag* dieses Wertes, welcher der Fläche zwischen dem Graph und der x-Achse entspricht.

Das Interessante ist nun, was geschieht, wenn wir einen Bereich nehmen, in welchem der Graph teilweise oberhalb und teilweise unterhalb der x-Achse liegt. Vielleicht wisst ihr es bereits oder könnt es euch denken. Um noch mehr Klarheit zu verschaffen, dennoch ein Beispiel: Wir integrieren $y = x$ im Bereich von -1 bis +1 und erhalten: $Y(x_2 - x_1) = 1 / 2 * (x_2^2 - x_1^2) = 1 / 2 * (1 - 1) = 0$. Die Fläche unterhalb der x-Achse wird also von jener oberhalb der x-Achse abgezogen. Da beide Flächen in diesem Beispiel den gleichen Betrag hatten, ergab sich so eine Gesamtfläche von 0.

Vielleicht ist dies ein guter Anlass, die eigentliche Natur der Stammfunktion zu erklären: Sie gibt die Regel an, nach der sich die *Summe* aller Funktionswerte in einem bestimmten Abschnitt berechnen lässt.

Das ist auch wieder etwas unpräzise ausgedrückt. Immerhin: Was ist die Summe aller Funktionswerte einer stetigen, also ununterbrochenen Funktion in einem bestimmten Bereich? Wenn dieser nicht gerade nur aus einem einzigen Punkt besteht, so liegen ja unendlich viele Punkte dazwischen. Zu jedem dieser unendlich vielen Punkte gibt es einen Funktionswert. Also müsste doch die Summe der Funktionswerte in einem solchen Bereich unendlich groß sein. Tatsächlich wird mit einer bestimmten "Auflösung" gearbeitet, die vom Grad der Funktion abhängig ist. Man kann sich das so vorstellen: Anstatt eine Salzstange in unendlich viele, winzig kleine Stücke zu zerschneiden, in jahrtausendelanger Arbeit ihre Längen zu messen und dann zusammenzuzählen (wobei man sich ohnehin schon sehr bald in die Finger geschnitten hätte, was ja nicht gerade angenehm ist), wählt man größere Stücke und berechnet von jedem die mittlere Länge; diese mittleren Längen addiert man dann. Wer es noch genauer wissen will, möge aber ein Buch über höhere Mathematik konsultieren: Diese Thematik geht eindeutig über den Stoff dieses Skriptums hinaus.

Das ist z.B. auch der Grund, warum man zum Berechnen des Mittelwerts einer beliebigen Funktion in einem bestimmten Bereich das Integral über diesen Bereich berechnet und dann durch die Bereichsspanne dividiert: Im Prinzip ist diese Vorgangsweise dem Berechnen des arithmetischen Mittels, also dem Addieren aller Werte und Dividieren durch ihre Anzahl, sehr ähnlich.

2.6.2.2 Graphische Integration von beliebigen Funktionen

Genauso, wie nicht alle Funktionen differenzierbar sind, können auch nicht alle Funktionen integriert werden. Es gilt für den folgenden Abschnitt also die gleiche Einschränkung wie für Kapitel 2.5.1.2.

Das graphische Integrieren beliebiger Funktionen ist noch einfacher als das graphische Differenzieren derselben: Da die Stammfunktion im wesentlichen die Fläche zwischen dem Funktionsgraphen und der x-Achse beschreibt, genügt es, die Fläche bis zum gegebenen Punkt zu bestimmen. Dazu zeichnet man am besten einen quadratischen Raster, zählt die Anzahl der in der Fläche enthaltenen ganzen Kästchen und schätzt ab, wie viele Kästchen insgesamt der restliche Teil der Fläche ausmacht. Je feiner man den Raster zeichnet, desto genauer ist das Ergebnis. Bei Prüfungen ist der Raster aber oft bereits vorgezeichnet, so dass man von ihm nur mehr abzulesen braucht.

Die Anzahl der Kästchen muss man dann mit dem Wert eines Kästchens multiplizieren. Dazu muss man den Maßstab sowohl auf der x- als auch auf der y-Achse kennen.

Beim Zeichnen der Stammfunktion ist dann schließlich ein geeigneter Maßstab zu wählen, so dass sowohl Maxima als auch Minima im Diagramm Platz finden.

Zu beachten ist, dass Flächen zwischen der x-Achse und darunter liegenden Teilen des Graphen der zu integrierenden Funktion (bei denen also y einen negativen Wert hat) von der Gesamtfläche abzuziehen sind.

Folgende Spezialfälle sollte man sich vielleicht zusätzlich merken, auch wenn sie nach der beschriebenen Methode (sowie aus den Ausführungen in Kapitel 2.5.1.2) herleitbar sind:

- Die Stammfunktion der Sinusfunktion $y = \sin(x)$ ist gleich der um die x-Achse gespiegelten Cosinusfunktion, also $\int(y(x) * dx) = -\cos(x) + c$.
- Die Stammfunktion der Cosinusfunktion $y = \cos(x)$ ist gleich der Sinusfunktion $\int(y(x) * dx) = \sin(x) + c$.
- $y = 1 / x$ ergibt integriert die Logarithmusfunktion $\int(y(x) * dx) = \ln |x| + c$.

$|x|$ steht für den Betrag von x. Ohne die Betragsstriche wäre die Stammfunktion für negative x-Werte nicht definiert, weil es keinen Wert u gibt, für welchen gilt $e^u \leq 0$.

2.6.2.3 Rechnerische Integration von beliebigen Funktionen

Dieses Kapitel ist alles andere als trivial. In manchen Fällen ist die rechnerische Ermittlung von Stammfunktionen äußerst kompliziert; bei Nicht-Polynom-Funktionen macht man sich oft gar nicht die Mühe, sie exakt zu integrieren, sondern wandelt sie in Taylorsche Reihen um und integriert dann diese (siehe Kapitel 2.5.4.1). Ein Beispiel für eine nicht elementar integrierbare Funktion ist $y = e^x / x$.

Wie gesagt, bedeutet Integrieren das Auffinden der zu einer Funktion zugehörigen Stammfunktion. Differenziert man diese Stammfunktion, so erhält man als Ableitung die gegebene Funktion.

Aus Kapitel 2.5.1.3 wissen wir: Wenn $y(x) = k * x^n$, dann ist $dy / dx = k * n * x^{n-1}$. Daraus folgt für $y(x) = (k / n + 1) * x^{n+1}$ also $dy / dx = (k / n + 1) * (n + 1) * x^{n+1-1} = k * x^n$. Durch Umkehrung erhalten wir die grundlegende Integrationsregel:

$y(x) = k * x^n \quad \Rightarrow \int(y(x) * dx) = k * x^{n+1} / (n + 1)$ (I)

Es gibt auch ein Analogon zur zweiten Differentiationsregel:

$y(x) = u(x) + v(x) \quad \Rightarrow \int(y(x) * dx) = \int(u(x) * dx) + \int(v(x) * dx)$ (II)

Etwas problematisch ist hingegen das Pendant zur Kettenregel, die so genannte Substitutionsregel:

$y(x) = u(v(x)) \quad \Rightarrow \int(y(x) * dx) = \int(u(v(x)) * dv / (dv / dx))$ (III)

Diese Umformung ist zwar immer gültig, hilft aber nicht in jedem Fall weiter. Sie erfüllt nur dann ihren Zweck (nämlich uns der einfachsten Lösung näher zu bringen), wenn dv / dx selbst nicht von x abhängig ist.

Beispiele:

- $y(x) = (2 * x + 1)^2$. Nach (III) gilt: $\int(y(x) * dx) = \int((2 * x + 1)^2 * d(2 * x + 1) / (d(2 * x + 1) / dx)) = \int((2 * x + 1)^2 * d(2 * x + 1) / 2) = (2 * x + 1)^3 / 3 / 2 = (2 * x + 1)^6 + c$. Wir erhalten also ein brauchbares Ergebnis.
- $y(x) = (x^2 + 1)^2$. Nach (III) gilt: $\int(y(x) * dx) = \int((x^2 + 1)^2 * d(x^2 + 1) / (d(x^2 + 1) / dx)) = \int((x^2 + 1)^2 * d(x^2 + 1) / (2 * x))$. Weiter kommen wir nicht, weil die letzte Form nach wie vor x enthält.

Letzteres Beispiel ließe sich natürlich aber auf anderem Wege lösen: Da $y(x) = (x2 + 1)^2 = (x^4 + 2 * x^2 + 1)$, folgt aus den Regeln (I) und (II): $\int(y(x) * dx) = \int(x^4 * dx) + \int(2 * x^2 * dx) + \int(1 * dx) = x^5 / 5 + 2 * x^3 / 3 + x + c$.

Das Analogon zur Produktregel der Differentialrechnung leiten wir aus dieser selbst sowie aus Integrationsregel (II) her: Da aus $y(x) = u(x) * v(x)$ folgt, dass $dy / dx = du / dx * v(x) + u(x) * dv / dx$, muss auch gelten:

$\int(dy / dx * dx) = \int(du / dx * v(x) * dx) + \int(u(x) * dv / dx * dx)$

Das heißt:

$y(x) = u(x) * v(x) = \int(v(x) * (du / dx) * dx) + \int(u(x) * (dv / dx) * dx)$

Nach einfachem Umformen erhalten wir:

$\int(u(x) * (dv / dx) * dx) = u(x) * v(x) - \int(v(x) * (du / dx) * dx)$

Daraus folgt weiter:

$\int(u(x) * v(x) * dx) = u(x) * \int(v(x) * dx) - \int(\int(v(x) * dx) * (du / dx) * dx)$.

Die Integrationsregel lautet daher:

$y(x) = u(x) * v(x) \quad \Rightarrow \int(y(x) * dx) = u(x) * \int(v(x) * dx) - \int(\int(v(x) * dx) * (du / dx) * dx)$ (IV)

Das sieht schon recht kompliziert aus, aber ich habe euch ja gewarnt: Die Integralrechnung zählt zur höheren Mathematik, da braucht man schon etwas mehr Fähigkeiten als zum Arbeiten an einer Kassa.

Die Anwendung dieser Regel (auch "partielle Integration" genannt) ist nur dann sinnvoll, wenn einer der beiden Faktoren so differenzierbar ist, dass nach einer endlichen Zahl von Schritten irgendwann eine Ableitung eine Konstante ergibt. Diesen Faktor setzen wir für u ein.

Beispiel:

$y(x) = x * \cos(x)$. Wir nehmen hier $u(x) = x$; dann ist $du / dx = 1$. $v(x)$ ist dann $\cos(x)$; daraus folgt $\int(v(x) * dx) = \sin(x)$. In (IV) eingesetzt, ergibt dies $\int(y(x) * dx) = x * \sin(x) - \int(\sin(x) * dx) = x * \sin(x) + \cos(x) + c$. Durch Differenzieren des Ergebnisses lässt sich leicht verifizieren, dass wir richtig gerechnet haben

Hätten wir hingegen mit $u(x) = \cos(x) \Rightarrow du / dx = -\sin(x)$ und $v(x) = x \Rightarrow dv / dx = x^2 / 2$ gerechnet, hätten wir erhalten: $\int(y(x) * dx) = -\sin(x) * x^2 / 2 - \int(x^2 / 2 * (-\sin(x)) * dx) = -x^2 * \sin(x) / 2 + \int(x^2 * \sin(x) / 2 * dx)$. Diese Form enthält wieder einen Ausdruck, den wir nur mit Formel (IV) integrieren könnten. Setzen wir jetzt für $u(x) = x^2$ und für $v(x) = \sin(x)$ ein, so gelangen wir nach einem weiteren, Regel (IV) folgenden Schritt zur Ausgangsform $\int(x$ *

cos(x) * dx) zurück. Machen wir es dagegen abermals verkehrt herum, d.h. setzen wir u(x) = sin(x) und v(x) = x^2 ein, so entfernen wir uns noch mehr von der Lösung, d.h. der einfachsten Form der Stammfunktion, welche ohne ein Integralzeichen auskommt.

Bei Funktionen der Form y(x) = u(x) / v(x) gestaltet sich die Ermittlung der Stammfunktion unterschiedlich schwierig. Man kann folgende Fälle unterscheiden:

- Die Formvariable x tritt im Zähler u(x) im gleichen oder in einem höheren Grad als im Nenner v(x) auf: Wir dividieren zunächst den Zähler durch den Nenner. Enthält das Ergebnis dann noch immer einen Bruch, in welchem sowohl im Zähler als auch im Nenner die Formvariable x auftritt (wobei sie im Zähler, wenn wir richtig gerechnet haben, in einem niedrigeren maximalen Grad als im Nenner sein muss), gehen wir anschließend vor, wie weiter unten beschrieben.

Beispiel:

y(x) = (x + 1) / (x + 2). Durch Division erhalten wir: y(x) = 1 - 1 / (x - 2). Dies ergibt dann durch elementare Integration: ∫(y(x) * dx) = ∫((1 - 1 / (x + 2)) * dx) = ∫(1 * dx) - ∫(1 / (x + 2) * dx) = x - ln |x + 2| + c

- Spezialfall: Tritt die Formvariable x sowohl in u(x) als auch in v(x) ausschließlich im ersten Grad auf, lässt sich die Stammfunktion auch ohne Division ermitteln. Man muss dazu nur x aus dem Zähler eliminieren. Dies ist möglich, indem man den Bruch als Summe von zwei oder mehreren Partialbrüchen aufschreibt. Partialbrüche sind solche Brüche, bei denen im Zähler x nicht und im Nenner nur im 1. Grad vorkommt.

Beispiel:

y(x) = (x + 1) / (x + 2). Dieser Bruch lässt sich auch ohne Division umformen: (x + 1 + 1 - 1) / (x + 2) = (x + 2 - 1) / (x + 2) = (x + 2) / (x + 2) - 1 / (x + 2) = 1 - 1 / (x + 2). Die Integration erfolgt dann wie oben beschrieben.

- Die Formvariable x tritt im Zähler u(x) in einem niedrigeren Grad als im Nenner v(x) auf: Hier *müssen* wir mit Partialbruchzerlegung arbeiten. Das Schwierigste ist das Anschreiben des Nenners als Produkt aus mehreren linearen Funktionen von x. Hierzu gibt es kein Rezept. Oft kommt man aber recht weit, wenn man x heraushebt, soweit es geht, und dann versucht, ob sich das Restglied nach einer Formel wie $a^2 - b^2$ = (a + b) * (a - b) zerlegen lässt. Ist das gelungen, so muss man nur noch die Nenner der Partialbrüche berechnen. Dazu muss ein System aus mehreren Gleichungen gelöst werden, deren Anzahl der Zahl der Partialbrüche entspricht.

Beispiel:

y(x) = x / (x^2 - 1). Dieser Bruch entspricht der Summe zweier Partialbrüche mit den Nennern (x + 1) bzw. (x - 1). Die Zähler wollen wir vorerst als A bzw. B bezeichnen. Addieren wir die Partialbrüche so, wie wir es schon in der AHS-Unterstufe gemacht haben, so erhalten wir folgenden Zusammenhang:

A / (x + 1) + B / (x - 1) = (A * (x - 1) + B * (x + 1)) / (x^2 - 1)

Das heißt:

A * (x - 1) + B * (x + 1) = x

Da sowohl A als auch B von x unabhängige Konstanten sein müssen (sonst wären die beiden Brüche nicht Partialbrüche), folgen daraus folgende zwei Gleichungen:

A + B = 1
B - A = 0

Mit ein bisschen Übung erkennt man auch ohne zu rechnen die Lösung des Gleichungssystems auf den ersten Blick:

A = B = 1 / 2

Somit erhalten wir:

y(x) = x / (x^2 - 1) = 1 / (2 * (x + 1)) + 1 / (2 * (x - 1)) = (1 / 2) * (1 / (x + 1) + 1 / (x - 1))

Dieser Ausdruck lässt sich nun sehr leicht integrieren:

$\int(y(x) * dx) = (1 / 2) * (\ln |x + 1| + \ln |x - 1|) + c$

- Spezialfall: $u(x) = dv / dx \Rightarrow \int(u(x) / v(x)) = \int(dv / dx / v(x) * dx) = \int(dv / v(x)) = \ln |v(x)|$

Beispiel:

$y(x) = \tan(x)$. Aus Kapitel 2.4.2.1 wissen wir: $\tan(x) = \sin(x) / \cos(x)$. Weiters ist uns bekannt, dass $d(\cos(x)) / dx = -\sin(x)$. Folgende Umformung ist also auch zulässig:

$y(x) = -(-\sin(x)) / \cos(x) = -d(\cos(x)) / dx / \cos(x)$

Es liegt somit eine Funktion der Form $y(x) = k * u(x) / v(x)$ vor, wobei $u(x) = dv / dx$. Die Funktion $v(x)$ ist hier $\cos(x)$, $k = -1$. Das Integral lautet daher:

$\int(y(x) * dx) = -\ln |\cos(x)| + c$

Mehr Regeln gibt es im Prinzip nicht. Was sich mit diesen Regeln nicht lösen lässt, lässt sich nur durch Umwandlung bzw. Approximation durch eine Polynomfunktion berechnen. Eine Methode hierfür ist die bereits erwähnte Taylorsche Reihenbildung, siehe Kapitel 2.5.4.1.

2.6.3 Differentialgleichungen

2.6.3.1 Lineare Differentialgleichungen 1. Ordnung

Das Lösen von Differentialgleichungen ist nicht immer einfach; mitunter bereitet es auch Mathematikern (oder zumindest Mathematik-Studenten) Kopfzerbrechen. Wir wollen uns im folgenden Abschnitt denn auch nur mit der allereinfachsten Sorte dieser Gleichungen beschäftigen. Wem auch das zuviel ist, der kann dieses Kapitel wahrscheinlich getrost überspringen - zumindest Mediziner brauchen es garantiert nicht. Das Wissen, wie man Differentialgleichungen angeht, hilft uns aber, ein tieferes Verständnis für gewisse naturwissenschaftliche Zusammenhänge zu gewinnen.

Bei linearen Differentialgleichungen 1. Ordnung handelt es sich um Gleichungen, in denen mindestens ein Differentialquotient vorkommt. Bei ihm handelt es sich aber stets nur im die erste Ableitung (daher 1. Ordnung), und er liegt auch in keiner anderen als der ersten Potenz vor (daher linear).

Solche Differentialgleichungen lassen sich durch Auftrennung des Differentialquotienten lösen. $\int(y(x) * dx)$ ist, wie wir schon zur Genüge gelesen bzw. geschrieben haben, das Integral von y nach x. Haben wir auf beiden Seiten der Gleichung einen Term der Form $y(x) * dx$, so können wir beide Seiten integrieren und so den Differentialquotienten eliminieren.

Beispiel:

Wir wollen nun die allgemeine Form des Exponentialgesetzes (vgl. Kapitel 2.3.2) aus dem Differentialquotienten $df(x) / dx = k * f(x)$ herleiten. Wir formen dazu die Gleichung wie folgt um:

$1 / f(x) * df(x) = k * dx$

Jetzt integrieren wir beide Seiten und erhalten:

$\ln |f(x)| = k * x + c$

Auf welche Seite wir das c schreiben, spielt keine Rolle. c ist in diesem Fall die Differenz zwischen den beiden Konstanten, die die Stammfunktionen als Summand enthalten können.

Durch Entlogarithmieren erhalten wir schließlich:

$f(x) = e^{k * x + c}$
$f(x) = e^{k * x} * e^{c}$

e^{c} fassen wir als Ausgangswert f_0 auf. So erhalten wir die in Kapitel 2.3.2 angegebene Form:

$f(x) = f_0 * e^{k * x}$

So einfach ist das.

2.6.4 Approximation von Funktionen

2.6.4.1 Taylorsche Reihen

Auch hierbei handelt es sich um ein Thema, das für Nicht-Mathematiker, Nicht-Physiker und Nicht-Techniker nur am Rande interessant ist (wenn überhaupt).

Die Taylorsche Reihenbildung ist eine recht gute Methode, um Nicht-Polynom-Funktionen (z.B. trigonometrische Funktionen oder auch beliebige Funktionen) mit Hilfe Polynomfunktionen (also Funktionen der Form $y = \Sigma_{(i = 0...n)} (a_i * x^i)$, z.B. $y = a * x^2 + b * x + c$) näherungsweise darzustellen und analytisch zu diskutieren.

Taylorsche Polynome zeichnen sich dadurch aus, dass für einen bestimmten Punkt ihre ersten n Ableitungen genau dieselben Werte ergeben wie die ursprüngliche Nicht-Polynom-Funktion. Das heißt: Wenn f(x) die ursprüngliche Funktion und $T_n(x)$ das dazu gehörige Taylorsche Polynom n-ten Grades um einen bestimmten Punkt x_0 ist, so gilt $f(x_0) = T_n(x_0)$, $df(x_0) / dx_0 = dT_n(x_0) / dx_0$ usw. bis hin zur n-ten Ableitung $d^nf(x_0) / dx_0^n = d^nT_n(x_0) / dx_0^n$.

Ein Taylorsches Polynom mit $n = \infty$ heißt Taylorsche Reihe.

Mit Hilfe von Taylorschen Polynomen ist es nicht nur möglich, komplizierteste Funktionen näherungsweise zu differenzieren und zu integrieren, sondern auch, diese in eine vom Computer verarbeitbare Form zu bringen. Daher ist die Taylorsche Reihenbildung eines der wichtigsten Kapitel der Mathematik-Vorlesung einer jeden technischen Studienrichtung.

Der so genannte Satz von Taylor (der tatsächlich nicht von Brook Taylor selbst stammt, genauso wie der Satz des Pythagoras nicht Erfindung des Pythagoras ist) lautet:

Sind die Polynomfunktion $T_n(x)$ und deren Ableitungen $dT_n(x) / dx$ ... $d^nT_n(x) / dx^n$ an der Stelle $x = x_0$ definiert, so gilt:

$$T_n(x_0 + h) = \Sigma_{(i = 0...n)} (((d^iT_n / dx^i)(x_0) / i!) * h^i)$$

Der Ausdruck $(d^iT_n / dx^i)(x_0)$ bedeutet: i-te Ableitung der Funktion $T_n(x)$, wobei für den Parameter x der Wert x_0 eingesetzt wird.

Die "nullte Ableitung" d^0T_n / dx^0 steht für die ursprüngliche Funktion $T_n(x)$.

Das Ausrufzeichen ist das Symbol für die Fakultät. Die Fakultät einer Zahl n ist folgendermaßen definiert:

$n! = \Pi_{(i = 1...n)} (i)$ für natürliche Zahlen $n > 0$;
$0! = 1$

In der Praxis arbeitet man meistens mit $x_0 = 0$ und verwendet an Stelle von h den Bezeichner x. Dann vereinfacht sich die Formel zu:

$$T_n(x) = \Sigma_{(i = 0...n)} (((d^iT_n / dx^i)(0) / i!) * x^i)$$

Diese Formel wird auch MacLaurin-Formel genannt.

An Stelle von $(d^iT_n^{(i)} / dx^i)(0)$ kann man nun die i-te Ableitung einer Nicht-Polynom-Funktion an der Stelle x = 0 einsetzen. Auf diese Weise erhält man die Formel des zu dieser Funktion gehörigen Taylorschen Polynoms n-ten Grades.

Beispiel:

Mit Hilfe von Taylorscher Reihenbildung lässt sich der Wert der Eulerschen Zahl e, die allen natürlichen Exponentialgesetzen zu Grunde liegt, leicht näherungsweise berechnen.

Wenn $f(x) = e^x$, so gilt $df(x) / dx = e^x * \ln e = e^x$. Die erste Ableitung ist also gleich der Stammfunktion, woraus wiederum folgt, dass alle Ableitungen gleich der Stammfunktion sein müssen. Da $f(0) = e^0 = 1$, ergibt sich nach Einsetzen in die Taylor-Formel:

$$T_n(x) = \Sigma_{(i = 0...n)} ((1 / i!) * x^i)$$

Um e selbst auszurechnen, müssen wir den Wert der Funktion an der Stelle x = 1 berechnen, da $f(1) = e^1 = e$. Wir erhalten:

$$e = \Sigma_{(i = 0...n)} (1 / i!)$$

Je höher wir den Wert n ansetzen, desto näher kommen wir an den tatsächlichen Wert von e heran.

Für n = 0 erhalten wir: e = 1 / 0! = 1,000
Für n = 1 erhalten wir: e = 1 + 1 / 1! = 2,000
Für n = 2 erhalten wir: e = 2 + 1 / 2! = 2,500
Für n = 3 erhalten wir: e = 2,5 + 1 / 3! ≈ 2,667
Für n = 4 erhalten wir: e ≈ 2,667 + 1 / 4! ≈ 2,708
Für n = 5 erhalten wir: e ≈ 2,708 + 1 / 5! ≈ 2,717
Für n = 6 erhalten wir: e ≈ 2,717 + 1 / 6! ≈ 2,718
Für n = 7 erhalten wir: e ≈ 2,718 + 1 / 7! ≈ 2,718

Bei n = 6 haben wir also die Eulersche Zahl bereits auf drei Nachkommastellen genau berechnet.

Für all jene, die sich nach langem Hin und Her schlussendlich für ein naturwissenschaftliches oder medizinisches Studium aus der Überlegung entschieden haben, dass für diese Fächer im Gegensatz zur Mathematik Nobelpreise verliehen werden, erkläre ich noch schnell, wie die Taylor-Formel für ein Polynom 2. Grades hergeleitet werden kann:

Entsprechend der im Satz von Taylor formulierten Bedingung existieren an der Stelle x_0:

$$T_2(x_0) = a_2 * x_0^2 + a_1 * x_0 + a_0$$
$$dT_2(x_0) / dx_0 = 2 * a_2 * x_0 + a_1$$
$$d^2T_2(x_0) / dx_0^2 = 2 * a_2$$

Der Funktionswert an der Stelle $x_0 + h$ beträgt gemäß der Definition der Polynomfunktion zweiten Grades:

$$T_2(x_0 + h) = a_2 * (x_0 + h)^2 + a_1 * (x_0 + h) + a_0 =$$
$$= a_2 * (x_0^2 + 2 * x_0 * h + h^2) + a_1 * x_0 + a_1 * h + a_0 =$$
$$= a_2 * x_0^2 + 2 * a_2 * x_0 * h + a_2 * h^2 + a_1 * x_0 + a_1 * h + a_0 =$$
$$= a_2 * x_0^2 + a_1 * x_0 + a_0 + 2 * a_2 * x_0 * h + a_1 * h + a_2 * h^2 =$$
$$= a_2 * x_0^2 + a_1 * x_0 + a_0 + h * (2 * a_2 * x_0 + a_1) + h^2 * a_2$$

Setzen wir nun $T_2(x_0)$, $dT_2(x_0) / dx_0$ und $d^2T_2(x_0) / dx_0^2$ ein, so erhalten wir:

$$T_2(x_0 + h) = T_2(x_0) + h * dT_2(x_0) / dx_0 + (1 / 2) * h^2 * d^2T_2(x_0) / dx_0^2$$

Dies entspricht der Taylor-Formel für ein Polynom 2. Grades.

Die Herleitung der Formel für Polynome höheren Grades erfolgt analog dazu. Vielleicht findet sich ja jemand, der versuchen will, die Taylor-Formel für Polynome *beliebigen* Grades herzuleiten.

Als technisches Anwendungsbeispiel folgt ein C-Programm, mit welchem sich der Cosinus von Winkeln relativ genau berechnen lässt. Achtung: Falls ihr einen 32-bit-Compiler verwendet, keine höhere "Präzision" (d.h. maximalen Exponenten) als 14 eingeben, sonst könnten Überlauffehler aufreten. Bei 16-bit-Compilern (z.B. solchen für MS-DOS) könnte ein Überlauffehler bereits bei niedrigerer Präzision auftreten.

```
#include <stdio.h>
#define PI 3.141592654
typedef float radiants;

float cos(radiants angle, int precision)
{
  float cosine = 1, xtag = 1, quangle;
  int faculty = 1, i;
  char setsignflag = 0;

  /* Winkel in den Bereich -PI bis PI/2 bringen */
  if(angle < 0) angle = -angle;
  angle -= 2 * PI * (int) (angle / (2 * PI));
  if(angle > PI / 2)
  {
    setsignflag++;
    angle = PI - angle;
```

```
  }
  quangle = angle * angle;

  for(i = 1; i < precision; i++ )
  {
    faculty *= i;
    i++;
    faculty *= i;
    faculty = ~faculty ++;
    xtag *= quangle;
    cosine += xtag / faculty;
  }

  if(setsignflag) cosine = -cosine;
  return cosine;
}


void main(void)
{
  int precision;
  radiants angle;

  printf("Präzision: ");
  scanf("%d", &precision);

  while(1)
  {
    printf("\n\nWinkel: ");
    scanf("%f", &angle);
    printf("\nCosinus: %f", cos(angle, precision));
  }
}
```

2.6.4.2 Fouriersche Reihen

Genauso wie es die Taylorschen Reihen erlauben, Nicht-Polynom-Funktionen als eine Summe unendlich vieler Polynom-Funktionen darzustellen, gestatten die Fourierschen Reihen, nicht-harmonische (d.h. nicht-trigonometrische) Funktionen als eine Summe unendlich vieler harmonischer (trigonometrischer) Funktionen darzustellen.

Ein wichtiger Anwendungsbereich liegt in der synthetischen Klangerzeugung, z.B. durch einen Synthesizer oder einen Computer. Ebenso basiert die Erkennung und Verarbeitung von Sprache durch Artificial-Intelligence-Systeme auf Fourier-Transformation: nur so lassen sich komplexe akustische Signale für die weitere Analyse aufbereiten und Klänge in ihre Grund- und Obertöne zerlegen.

Die allgemeine Formel einer Fourierschen Reihe lautet:

$$F(x) = \Sigma_{(n=0...\infty)} (a_n * \cos(n * x) + b_n * \sin(n * x))$$

Die Koeffizienten können nach den Euler-Fourierschen Formeln folgendermaßen berechnet werden:

$$a_0 = 1 / (2 * \pi) * \int_{(0...2*\pi)} (f(x) * dx)$$
$$a_n = 1 / \pi * \int_{(0...2*\pi)} (f(x) * \cos(n * x) * dx)$$
$$b_n = 1 / \pi * \int_{(0...2*\pi)} (f(x) * \sin(n * x) * dx)$$

3. Physikalische Größen und Einheiten

3.1 Einleitung

Reine Algebra befasst sich ausschließlich mit Zahlen, Variablen (welche für unbekannte Zahlen stehen) und deren Zusammenhängen. Taucht in einer Gleichung jedoch eine Maßeinheit wie etwa das Meter auf, so haben wir bereits die Grenze der puren Mathematik überschritten: Willkommen in der Physik!

Genau genommen, hat sich also schon das vorige Kapitel bei weitem nicht ausschließlich mit Mathematik befasst. Nun wollen wir uns aber endgültig auf die eigentliche Physik konzentrieren.

3.2 Das Système Internationale (SI)

Das internationale Einheitensystem SI wurde in der Mitte des 20. Jahrhunderts festgelegt. Das Praktische an diesem System ist, dass aus sieben Basisgrößen alle anderen Größen abgeleitet werden können. Zudem ist es sehr einfach, SI-Größen ineinander umzurechnen, weil die Einheiten aufeinander abgestimmt sind.

Ein **Beispiel** soll dies verdeutlichen:

Die mechanische Leistung ist als Quotient aus Arbeit gebrochen durch Zeit definiert: P = W / t. Die elektrische Leistung ist als Produkt aus Spannung und Stromstärke definiert: P = U * I. Im ersten Fall ist die SI-Einheit [P] = [W] / [t] = 1 J / s, im zweiten Fall [P] = [U] * [I] = 1 V * A; beide Einheiten entsprechen einem Watt: [P] = 1 W. Das heißt, x J / s = x V * A = x W.

Würde man hingegen z.B. für die Spannung U nicht die SI-Einheit Joule (J), sondern eine andere Einheit, beispielsweise Elektronenvolt (eV), verwenden, so müsste man mit einem Umrechnungsfaktor arbeiten.

Ein Elektronenvolt ist die Arbeit, die beim Verschieben der Ladung eines Elektrons in einem elektrischen Feld mit der Spannung von einem Volt pro Sekunde verrichtet wird. Definitionsgemäß gilt: 1 eV = 1,602 * 10^{-19} J. Daraus folgt:

x eV / s = x / (1,602 * 10^{-19} eV / J) * eV / s = x / (1,602 * 10^{-19}) W

Ist eine Größe in eckigen Klamern geschrieben, z.B. [P], so ist damit ihre Einheit gemeint.

3.2.1 SI-Basisgrößen

Es gibt sieben SI-Basisgrößen: Zeit, Länge, Masse, Stoffmenge, Temperatur, Lichtstärke, Stromstärke. Die zu ihnen gehörenden SI-Einheiten heißen Basiseinheiten. In der nachfolgenden Tabelle sind die Basisgrößen mitsamt ihren Einheiten zusammengefasst.

SI-Basisgröße	SI-Basiseinheit
Zeit t	eine Sekunde (1 s)
Länge l	ein Meter (1 m)
Masse m	ein Kilogramm (1 kg)
Stoffmenge n	ein Mol (1 mol)
Temperatur T	ein Kelvin (1 K)
Lichtstärke I	ein Candela (1 cd)
Stromstärke I	ein Ampere (1 A)

Bei den Einheiten schrieb ich immer 1 s, 1 m usw. Warum nicht einfach s, m usw.? Im Prinzip ist dies Vereinbarungssache; im Système Internationale ist festgelegt, dass die Einheiten so geschrieben werden müssen. Es gibt aber auch eine rationale Erklärung: x Meter sind eigentlich x mal 1 Meter. Damit wird verdeutlicht, dass die Maßeinheit eigentlich einen Multiplikationsfaktor darstellt.

Noch einige persönliche Bemerkungen zu zwei dieser Basisgrößen:

Die Bezeichnung für die SI-Einheit der Masse, das Kilogramm, ist leider etwas unglücklich gewählt. Die Vorsilbe "kilo" suggeriert nämlich, dass die SI-Basiseinheit das Gramm wäre. Tatsächlich fügt man an Stelle von Zehnerpotenzen auch nicht dem Kilogramm Vorsilben hinzu, sondern dem Gramm; so schreibt man beispielsweise für 10^{-6} kg nicht etwa 1 µkg (ein Mikrokilogramm), sondern 1 mg (ein Milligramm).

Von einem rein formalen Standpunkt betrachtet, wäre es klug, die Bezeichnung Kilogramm durch eine neue zu ersetzen. Andererseits hat das Kilogramm, wie so manch andere Einheit auch, historische Wurzeln; diese Einheit hat es schon vor der Einführung des Système Internationale gegeben.

Etwas merkwürdig ist auch, dass die Lichtstärke und nicht der Lichtstrom als SI-Basisgröße gewählt wurde. In der einschlägigen Literatur wird nämlich in der Regel zuerst der Lichtstrom und dann die Lichtstärke (Lichtstrom pro Raumwinkel) definiert. Vom Lichtstrom lässt sich noch eine weitere Größe ableiten, die Beleuchtungsstärke. Sie ist als Lichtstrom pro beleuchteter Fläche definiert.

Würde man von der Lichtstärke ausgehen, so müsste man den Lichtstrom als das Produkt von Lichtstärke und Raumwinkel sowie die Beleuchtungsstärke als den Quotienten aus dem Produkt von Lichtstärke und Raumwinkel gebrochen durch die beleuchtete Fläche definieren; ich halte dies aber für etwas umständlich.

Man darf jedoch nicht vergessen, dass Lichtstärke und Lichtstrom an sich die gleiche Dimension haben, da es sich beim Raumwinkel um eine dimensionslose Größe handelt. Dennoch verwendet man, um die beiden Größen voneinander unterscheiden zu können, zwei verschiedene Einheiten: Die Einheit der Lichtstärke und damit eine der sieben SI-Basiseinheiten heißt Candela (cd), die des Lichtstroms Lumen (1 Lumen = 1 cd * srad).

3.2.2 Abgeleitete Größen

Alle anderen Größen der Physik können aus den SI-Basisgrößen abgeleitet werden. Das heißt, dass mehrere Größen miteinander und/oder dieselbe Größe mehrere Male mit sich selbst durch Multiplikation oder Division verknüpft sind.

Beispiele:

Die Fläche kann aus der Länge abgeleitet werden: $|A| = |l|^2$. Hier ist die Basisgröße Länge durch Multiplikation mit sich selbst verknüpft.

Das Volumen kann ebenfalls aus der Länge abgeleitet werden: $|V| = |l|^3$. Hier ist wieder die Basisgröße Länge durch Multiplikation mit sich selbst verknüpft.

Auch der Winkel, d.h. das Verhältnis zwischen Bogenlänge und Radius eines Kreises (bzw. die dimensionslose Bogenlänge des so genannten Einheitskreises), kann aus der Länge abgeleitet werden: $[\varphi] = [l] / [l] = 1$.

Ein Beispiel für eine Größe, in welcher zwei verschiedene Basisgrößen miteinander verknüpft sind, ist die Geschwindigkeit: $[v] = [l] / [t]$. Hier sind die Basisgrößen Länge und Zeit durch Division miteinander verknüpft.

Bekanntlich lässt sich jede Division auch als Multiplikation formulieren: Eine Division durch einen bestimmten Wert entspricht einer Multiplikation mit dessen Kehrwert. Algebraisch formuliert: $a / b = a * (1 / b) = a * b^{-1}$. Somit könnte man auch sagen: Bei der Geschwindigkeit sind die Basisgrößen Länge und Zeit durch Multiplikation miteinander und die Zeit ebenfalls durch Multiplikation mit sich selbst verknüpft. (Nimmt man eine Zahl hoch -1, bedeutet das ja, dass man sie -1-mal mit 1 multipliziert.)

Bei der Kraft sind nicht nur mehrere verschiedene Basisgrößen (Masse, Meter, Zeit) miteinander durch Multiplikation bzw. Division verknüpft, sondern auch eine von ihnen (Zeit) mit sich selbst verknüpft: [F] = [kg] * [m] / $[s]^2$.

Das Wichtige an dieser Angelegenheit ist - wie schon in Kapitel 3.2 eingangs erwähnt -, dass die Basisgrößen nur miteinander verknüpft sind und nicht mit einer Zahl multipliziert werden. Dadurch erspart man sich, wenn man ausschließlich mit SI-Einheiten arbeitet, lästiges und fehlerträchtiges Umrechnen.

3.3 Wichtige Nicht-SI-Einheiten

Leider sind noch immer einige Nicht-SI-Einheiten in Gebrauch, vor allem im täglichen Leben, aber auch in der Medizin und in manchen Naturwissenschaften. Von ihnen handeln die folgenden Kapitel.

3.3.1 Grad Celsius und Fahrenheit

Die SI-Einheit der Basisgröße Temperatur ist das Kelvin. Man nennt die in Kelvin angegebene Temperatur auch absolute Temperatur, weil 0 K gleich dem absoluten Nullpunkt ist. Derzeit nimmt man an, dass es keine tiefere Temperatur geben kann.

Viel vertrauter als die Kelvin-Skala ist uns jedoch die Celsius-Skala. So gut wie jedes im Haushalt verwendete Thermometer im europäischen Raum verwendet sie.

Die Celsius-Skala ist auf den Gefrierpunkt von Wasser (auch Eispunkt genannt) geeicht: Er liegt bei 0 °C. Dies entspricht einer absoluten Temperatur von etwa 273,15 K.

Die Temperaturdifferenz zwischen 0 °C und 1 °C entspricht 1 K. Somit ergibt sich für die Umrechnung von Grad Celsius nach Kelvin folgendes einfaches Gesetz:

$$T_{(K)} = (t_{(°C)} / °C + 273{,}15)\ K$$

Bzw. umgekehrt, für die Umrechnung von Kelvin nach Grad Celsius:

$$t_{(°C)} = (T_{(K)} / K - 273{,}15)\ °C$$

In obigen Gleichungen wurden die Temperaturangaben durch °C bzw. K dividiert, um nur den Zahlenwert zu erhalten.

Um eine Temperaturangabe von Grad Celsius in Kelvin umzurechnen, addiert man also zum Zahlenwert 273,15 und ein K dahinter; um umgekehrt eine Angabe von Kelvin in Grad Celsius umzurechnen, subtrahiert man vom Zahlenwert 273,15 und setzt ein °C dahinter.

Wie aus den obigen Formeln ersichtlich ist, kürzt man die Temperatur mit dem Kleinbuchstaben t ab, wenn die Celsius-Skala gemeint ist; das große T steht hingegen immer für die absolute Temperatur in Kelvin.

Bei der Division von Temperaturangaben, welche zum Lösungsweg einiger thermodynamischer Aufgaben (siehe Kapitel 4.2.7) gehört, muss man besonders darauf achten, dass die Temperatur in Kelvin angegeben sein muss. Ist sie in Grad Celsius angegeben, so ist eine Umrechnung unbedingt notwendig. Denn der Quotient x°C / y°C ist nicht gleich x / y, sondern (x + 273,15) / (y + 273,15). Deshalb kommt z.B. eine Temperaturerhöhung von 10 °C auf 20 °C keiner Verdopplung der Temperatur gleich; die absolute Temperatur würde sich erst verdoppeln, wenn man sie von 10 °C auf 2 * (10 + 273,15) K ≈ 976,87 K = 703,72 °C erhöhte!

Man muss sich stets im Klaren sein, dass zwar x K dasselbe wie x * 1 K, *nicht* aber y°C dasselbe wie y * 1 °C bedeutet. Letzterer Ausdruck wäre nämlich, da der Abstand zwischen

0 °C und 1 °C einem Kelvin entspricht, mit y * 1 K = y K identisch; dies entspricht gemäß der angegebenen Formel (y - 217,15) °C.

Dies ist auch der Grund, warum ich °C unmittelbar hinter die Zahl schreibe, ohne dazwischen ein Leerzeichen zu setzen. Grad Celsius ist keine Einheit, die mit den SI-Einheiten vergleichbar wäre. Die Celsius-Skala ist einer hypothetischen Längenskala ähnlich, in der willkürlich eine Länge von 273,15 Metern als Nullpunkt festgesetzt ist und kleinere Längen im negativen Bereich liegen. Für den Naturwissenschaftler hat eine solche Skala nicht viel Sinn.

Ähnlich steht es auch mit der im angloamerikanischen Raum vorherrschenden Fahrenheit-Skala. Hier kommt allerdings noch eine weitere Komplikation hinzu: Die Temperaturdifferenz zwischen 0 °F und 1 °F beträgt nicht 1 K, sondern 1,8 K. Der Nullpunkt liegt bei 241,15 K, das sind -32 °C, die vor der Aufstellung der Fahrenheit-Skala tiefste in England gemessene Temperatur. Damit ergeben sich folgende Umrechnungsformeln:

$T_{(K)} = (1{,}8 * t_{(F)} / °F + 241{,}15)\ K$

$t_{(F)} = ((T_{(K)} / K - 241{,}15) / 1{,}8)\,°F = ((t_{(°C)} / °C - 32) / 1{,}8)\,°F$

$t_{(°C)} = (1{,}8 * t_{(F)} / °F + 32)\,°C$

3.3.2 Stunden, Minuten und Sekunden

Die SI-Einheit der Basisgröße Zeit ist die Sekunde. Für längere Zeiträume wird mit Minuten, Stunden, Tagen oder Jahren gerechnet. Vermutlich sind die Umrechnungsfaktoren allgemein bekannt:

1 min = 60 s
1 h = 60 m = 60^2 s = 3600 s
1 d = 24 h = 24 * 3600 s = 86400 s
1 a = 365 d = 365 * 86400 s = 30879000 s

Man sollte stets mit Sekunden arbeiten, um sich das Leben zu erleichtern, zumal abgeleitete SI-Einheiten wie etwa die der Frequenz, das Hertz, von der Sekunde abgeleitet wurden: 1 Hz = 1 s^{-1}.

Nach internationaler Konvention wird die Sekunde heute als das 9192631770-fache der Periodendauer der Strahlung definiert, welche dem Übergang zwischen zwei Hyperfeinstrukturniveaus des elektronischen Grundzustands des Cäsium-Isotops mit der Massenzahl 133 entspricht.

3.3.3 Liter

Das Liter wird im Alltag vor allem im Zusammenhang mit Flüssigkeiten gebraucht, ist aber an sich ein ganz normales Maß für das Volumen. Es gilt die Beziehung:

1 m^3 = 1000 l

Wie bereits im Zusammenhang mit den Zeiteinheiten gesagt, empfiehlt es sich auch hier, immer in SI-Einheiten umzurechnen. Sonst können Probleme im Zusammenhang mit abgeleiteten Einheiten auftreten. Ich glaube, ich werde diese Regel ab nun nicht mehr zu wiederholen brauchen.

3.3.4 Röntgen

Das Röntgen ist ein altes Maß für die Ionendosis einer ionisierenden Strahlung. Die SI-Einheit hat keinen speziellen Namen; da die Ionendosis als Ladung pro Masse definiert wird, lautet die SI-Einheit Coulomb pro Kilogramm (C / kg).

Es gilt folgende Umrechnungsbeziehung:

1 R = 2,58 * 10^{-4} C / kg

3.3.5 Torr und seine Synonyme

Vor allem in der Medizin ist auch heute noch die Nicht-SI-Einheit Torr in Gebrauch, deren Name sich vom berühmten italienischen Physiker Torricelli ableitet. Der Grund hierfür besteht darin, dass der Druck in Torr unmittelbar vom Stand der Flüssigkeit in einem Quecksilber-Tonometer abgelesen werden kann. Dies ist der Grund, warum statt "Torr" manchmal auch "mm Hg" geschrieben wird.

Natürlich kann eine Angabe in Torr leicht in Pascal und vice versa umgerechnet werden:

1 Torr ≈ 133,3 Pa

3.3.6 Atmosphärendruck

Der Atmosphärendruck bei Meeresniveau wird manchmal als Einheit für den Druck verwendet. Es gilt:

1 atm = 101325 Pa

3.4 Vektorielle Größen und wie man sie in skalare umwandelt

Einige physikalische Größen sind an sich Vektoren, das heißt, sie haben einen Wert *und* eine Richtung. Ein Beispiel ist das Drehmoment: $\mathbf{M} = \mathbf{r} \times \mathbf{F}$.

Fett gedruckte Bezeichner stehen in diesem Kapitel immer für vektorielle Größen.

Für unsere Zwecke reicht es jedoch, mit skalaren Größen zu arbeiten, das heißt mit Größen, die einen Wert, aber keine Richtung haben.

Zu jedem Vektor gibt es auch ein dazu passendes Skalar, welches man Betrag des Vektors nennt. Deshalb gibt es auch zu jeder vektoriellen Größe eine dazu passende skalare Größe. Für das Drehmoment gilt beispielsweise: M = r * F * sin(φ).

φ ist hierbei der Winkel, den der Kraftvektor **F** mit der Richtung der Stange einschließt. Warum aber Sinus?

Zeichnen wir zur Veranschaulichung ein rechtwinkeliges Dreieck. Wir beginnen, indem wir zwei Geraden zeichnen, die einander in einem Punkt schneiden. Die eine ist die Trägergerade der Stange, die andere die Trägergerade des Kraftvektors. Einer der beiden Winkel zwischen diesen Geraden sei φ. Zeichnen wir nun eine Normale auf die Trägergerade der Stange (das heißt eine Gerade, die mit der Stange einen rechten Winkel einschließt), so erhalten wir ein rechtwinkeliges Dreieck.

Die Hypotenuse dieses Dreiecks ist der Betrag des Kraftvektors **F**, die Gegenkathete (bezogen auf den Winkel φ) die "Kraftkomponente" senkrecht zur Richtung der Stange.

Der Sinus eines Winkels ist in der Mathematik als der Quotient aus der Gegenkathete gebrochen durch die Hypotenuse definiert (vgl. Kapitel 2.4.2.1). F * sin(φ) bedeutet, dass wir den Sinus mit der Hypotenuse multiplizieren. Nach Adam

Ries erhalten wir damit also die Gegenkathete - die Kraftkomponente senkrecht auf die Richtung der Stange.

Kurz gesagt: F * sin(φ) liefert uns die Kraftkomponente senkrecht auf die Richtung der Stange.

Liegt φ im Bereich von 0 bis 90 Grad, so wächst diese Kraftkomponente und damit das Drehmoment mit zunehmendem Winkel: $\sin(0) = 0 \Rightarrow M = 0$, $\sin(90°) = 1 \Rightarrow M =$ maximal.

Da die Winkelsumme jedes Dreiecks 180° und im rechtwinkeligen Dreieck davon bereits 90° auf einen Winkel entfallen, kann φ nicht größer als 90° werden; wir brauchen uns folglich nicht darüber den Kopf zu zerbrechen, was wäre, wenn φ einen größeren Betrag hätte.

Das Drehmoment ist also ein Beispiel für eine Größe, in deren Definition ein Sinus vorkommt, wenn wir sie skalar definieren.

Es gibt aber auch Größen, in deren Definition ein Cosinus enthalten ist. Ein Beispiel ist der magnetische Fluss. Er ist das Skalarprodukt aus Magnetfeldstärke und Flächenvektor (wobei dieser Vektor die Richtung einer auf die Fläche senkrecht stehenden Gerade hat). Um ohne Vektoren auszukommen, kann man auch schreiben: $\Phi = B * A * \cos(\alpha)$, wobei α der Winkel zwischen den beiden Vektoren ist.

(Φ ist das große "Phi".)

Warum Cosinus? Das liegt daran, dass der magnetische Fluss dann maximal ist, wenn B und A exakt dieselbe Richtung haben, also $\alpha = 0$. cos(0) ist nämlich 1, sin(0) hingegen 0; deshalb können wir nicht mit sin(α) arbeiten.

Während die Sinusfunktion mit zunehmendem Winkel von 0 an kontinuierlich ansteigt, bis sie bei 90° ihr Maximum (1) erreicht, fällt die Cosinusfunktion in derselben Winkelspanne vom Maximalwert 1 auf 0.

Müssen wir nun für jede Größe auswendig lernen, ob die Sinus- oder die Cosinusfunktion verwendet werden muss? Keineswegs! Wir müssen nur wissen, bei welchem Winkel ihr Wert maximal wird.

**Ist er bei 90° maximal, so verwenden wir Sinus;
ist er bei 0 maximal, so verwenden wir Cosinus.**

Da der Maximalwert beider trigonometrischer Funktionen jeweils gleich 1 ist, könnten wir für den Spezialfall, dass der Winkel gleich jenem ist, bei dem die Größe maximal wird, die trigonometrische Funktion aus der Größendefinition streichen.

Das heißt: Bei $\varphi = 90°$ ist das Drehmoment $M = r * F$, bei $\alpha = 0$ ist der magnetische Fluss $\Phi = B * A$.

Wir können obige Regel daher auch so formulieren:

Man verwendet jene trigonometrische Funktion, die man aus der Formel streichen kann, wenn der Winkel gleich jenem ist, bei dem der Wert der Größe maximal wird.

Das Einzige, was wir uns zu merken brauchen, ist also, wann der Wert der jeweiligen Größe sein Maximum erreicht.

Da, wie in Kapitel 2.4.2.3 beschrieben, $\sin(\varphi) = \cos(\varphi \pm 90°)$, könnte man natürlich für die Definition jeder Größe mit nur einer der beiden trigonometrischen Funktionen auskommen. Man muss nur die "Phasenverschiebung" berücksichtigen. Aber warum so kompliziert, wenn es auch einfacher geht?

Beispiele:

Sinusgesetze:

Drehmoment: $M = r * F * \sin(\varphi)$

Lorentz-Kraft: $F_L = I * B * l * \sin(\alpha)$

Energiestromdichte von Lichtwellen: $S = E * H * \sin(\varphi)$

Da im letzten Beispiel der Winkel φ zwischen den elektrischen und den magnetischen Feldlinien stets gleich 90° ist, erübrigt sich allerdings die Berücksichtigung der Sinusfunktion.

Cosinusgesetze:

Mechanische Arbeit: $W = s * F * \cos(\varphi)$

Effektive Leistung: $<P> = 1/2 = U_0 * I_0 * \cos(\varphi)$

Magnetischer Fluss: $\Phi = B * A * \cos(\omega * t)$

3.5 Einige interessante Zusammenhänge

Dass es sich bei der Physik um *eine* Wissenschaft und nicht bloß um den Überbegriff für komplett verschiedene Problemfelder handelt, die nichts miteinander zu tun haben, kann man besonders an der Tatsache erkennen, dass viele Gesetze für verschiedene Bereiche gültig sind. So unterschiedliche Erscheinungen wie Schallwellen, Flüssigkeiten und der elektrische Strom beruhen letztendlich auf denselben Gesetzen. Beherrscht man diese Gesetze und versteht, wie sie angewendet werden, so wird es einem wesentlich leichter fallen, die Materie in den Begriff zu bekommen, als wenn man stupid Kapitel für Kapitel eines Lehrbuchs auswendig lernt. Im folgenden Abschnitt werde ich daher einige dieser Analogien aufzeigen.

3.5.1 Analogien zwischen Translation und Rotation

Am Anfang mag es einem schwer fallen, sich die Formeln für die Größen der Rotation zu merken. Als Beispiel sei das Drehmoment M genannt, das als $m * r^2 * d^2\varphi / dt^2$ definiert ist. Wenn man jedoch den Begriff des Trägheitsmoments $J = m * r^2$ einführt und in diese Formel einsetzt, wird alles viel einfacher.

Das Drehmoment M ist nämlich in der Rotation das Analogon zur translatorischen Kraft F, das Trägheitsmoment J das Analogon zur trägen Masse m und die Winkelbeschleunigung $d^2\varphi / dt^2$ das Analogon zur translatorischen Beschleunigung $a = d^2s / dt^2$.

Wenn man weiß, dass die Kraft als Produkt aus Masse und Beschleunigung definiert ist, kann man also darauf schließen, dass das Drehmoment das Produkt aus Trägheitsmoment und Winkelbeschleunigung ist.

Nun muss man sich nur noch merken, dass das Trägheitsmoment das Produkt aus Masse und dem Quadrat des Kreisradius ist - aber das ist schon nicht mehr so schwierig.

Es gibt einige solcher Analogien zwischen Translations- und Rotationsbewegungen. Sie sind in der folgenden Tabelle aufgelistet.

Translation	Rotation
träge Masse m	Trägheitsmoment
Weg s	Winkel φ
Zeit t	Zeit t

Geschwindigkeit v = ds / dt	Winkelgeschwindigkeit $\omega = d\varphi / dt$
Beschleunigung a = dv / dt	Winkelbeschleunigung $d\omega / dt$
Kraft F = m * a	Drehmoment M = J * $d\omega$ / dt
Impuls dp = F / dt = m * dv	Drehimpuls dL = M / dt = J * $d\omega$

3.5.2 Analogien zwischen Elektrizität, Fluiddynamik und Wellen

Wie eingangs angesprochen, mag ein Laie der Physik anfangs denken: "Die Physik ist eine enorm vielschichtige Wissenschaft, die so unterschiedliche Themen wie Mechanik, Elektrizität und Optik umfasst. Eigentlich handelt es sich doch gar nicht um ein zusammenhängendes Wissensgebiet. Man könnte die Physik genauso gut in viele voneinander unabhängige Wissenschaften teilen."

Das mag einem zu Beginn so erscheinen, entspricht aber nicht den Tatsachen. Tatsächlich gibt es sehr große Parallelen zwischen den Teilgebieten der Physik.

Zwar wird in jedem Gebiet mit anderen Größen gearbeitet. Miteinander sind diese Größen aber oftmals denselben Regeln folgend verknüpft.

So heißt es etwa in der Elektrizitätslehre: U = R * I, wobei U für die elektrische Potentialdifferenz (Spannung), R für den elektrischen Widerstand und I für die Stomstärke stehen. Dieses Gesetz ist euch möglicherweise bereits gut bekannt, da es sich um eine der für Physik-Prüfungen wichtigsten Formeln handelt. Man nennt es das Ohmsche Gesetz.

Ein analoges Gesetz gibt es aber auch in der Fluiddynamik. Hier lautet es: Δp = R * I, wobei Δp für die Druckdifferenz, R für den Strömungswiderstand und I für die Volumenstromstärke stehen.

Und auch für Wellen, egal ob sie mechanischer, akustischer oder optischer Natur sein mögen, lässt sich ein solches Gesetz finden: Δp = Z * v. Δp steht hier für die Druckdifferenz, Z für die Impendanz und v für die (Schall)schnelle (die Geschwindigkeit, mit der sich die Schwingungen bewegen - nicht zu verwechseln mit der Ausbreitungsgeschwindigkeit der Welle!).

Mit anderen Worten: Alle Teilgebiete der Physik können mit den gleichen Gesetzen beschrieben werden. Aus diesem Grund hat die Physik durchaus Berechtigung, als *eine* kohärente Wissenschaft angesehen zu werden.

In der folgenden Tabelle sind die analogen Größen der Mechanik, der Fluiddynamik und der Wellenlehre zusammengefasst.

Elektrizität	**Fluiddynamik**	**(Schall)wellen**
elektrisches Potential	Fluiddruck	(Schall)wechseldruck
elektrische Spannung	Druckdifferenz	Druckdifferenz
Stromstärke	Volumenstromstärke	(Schall)schnelle
elektrischer Widerstand	Strömungswiderstand	Impendanz
elektrische Ladung	Pumpleistung	Energiestromdichte

4. Physikalische und chemische Phänomene

4.1 Einleitung

Die physikalischen Größen sind die Grundbausteine, die es uns ermöglichen, Vorgänge der Natur statistisch zu erfassen und über sie Gesetze aufzustellen. Was nützt uns aber das Wissen über die Größen, wenn wir nicht wissen, wie wir es auf die Naturerscheinungen selbst anwenden können?

Daher behandelt das folgende Kapitel einige interessante Zusammenhänge, welche physikalische Phänomene betreffen.

4.2 Einige interessante Zusammenhänge

4.2.1 Kirchhoffsche Regeln

Genauso wie die Ohmschen Regeln, gelten auch die beiden Kirchhoffschen Regeln sowohl für die Fluiddynamik als auch für elektrische Stromkreise. Zunächst möchte ich die Kirchhoffschen Regeln in der Sprache der Elektrizität formulieren:

- Maschenregel: Die Summe der Spannungsabfälle in einer Reihenschaltung von Widerständen entspricht der Gesamtspannung, die Stromstärke ist konstant.
- Knotenregel: Die Summe der Ströme, die durch parallel zueinander geschaltete Widerstände fließen, entspricht dem Gesamtstrom, die Spannung ist konstant.

Mathematisch ließen sich diese Regeln auch so ausdrücken:

- Maschenregel: $\Sigma U_i = U_{ges}$, $\forall$ i: $I_i = I_{ges}$
- Knotenregel: $\forall$ i: $U_i = U_{ges}$, $\Sigma I_i = I_{ges}$

Das Zeichen $\forall$ heißt "Allquantor". Die Bedeutung von $\forall$ i: ist: "Für alle i gilt, dass...".

Da nach dem Ohmschen Gesetz U = R * I für den Einzelwiderstand die Beziehung $R_{ges} = U_{ges} / I_{ges}$ gilt, folgt daraus:

- Maschenregel: $R_{ges} = \Sigma U_i / I_{ges} = \Sigma(U_i / I_{ges}) = \Sigma(U_i / I_i) = \Sigma R_i$
- Knotenregel: $R_{ges} = U_{ges} / \Sigma I_i = 1 / (\Sigma I_i / U_{ges}) = 1 / (\Sigma(I_i / U_{ges})) = 1 / (\Sigma(I_i / U_i)) =$
  $1 / (\Sigma(1 / (U_i / I_i))) = 1 / (\Sigma(1 / R_i))$
  Oder in etwas eingängigerer Form: $1 / R_{ges} = \Sigma(1 / R_i)$

Bei einer Reihenschaltung ist also der Gesamtwiderstand gleich der Summe aller Einzelwiderstände, bei einer Parallelschaltung ist der Reziprokwert des Gesamtwiderstands gleich der Summe der Reziprokwerte aller Einzelwiderstände.

Genau die gleichen Regeln gelten auch für die Fluiddynamik. Denn wie in Kapitel 3.5.2 aufgezeigt, sind ja die Größen der Fluiddynamik und der Elektrizitätslehre einander analog.

Interessant ist in diesem Zusammenhang vor allem die Knotenregel, welche nun beschreibt, wie sich eine Strömung beim Aufspalten in zwei oder mehrere Teilströmungen verhält.

Aber auch die Maschenregel ist wichtig, besagt sie doch, dass in einem ungeteilten Rohr die Volumenstromstärke stets konstant bleibt, auch wenn sich der Strömungswiderstand im Verlauf des Rohres ändern sollte.

4.2.2 Analogie zwischen Gasdruck und osmotischem Druck

Die allgemeine Gasgleichung, welche den Gasdruck beschreibt, und die van't Hoffsche Gleichung für den osmotischen Druck sind einander eigentlich nicht bloß analog, sondern sogar identisch.

Sehen wir uns die Gleichungen noch einmal an:

Allgemeine Gasgleichung:	$p = n / V * R * T$
van't Hoffsche Gleichung:	$p = c * R * T$

c ist die Stoffmengenkonzentration. Definitionsgemäß ist dies der Quotient aus der Stoffmenge in mol gebrochen durch das Volumen in m^3: $c = n / V$. Setzt man dies nun in die van't Hoffsche Gleichung ein, so erhält man die allgemeine Gasgleichung.

4.2.3 Analogie zwischen Osmose und Wärmeleitung

Eine hervorstechende Analogie besteht auch zwischen dem Fick'schen Gesetz der Osmose und der Gleichung, welche die Wärmeleitung beschreibt:

Osmose (Fick'sches Gesetz):	$dn / dt = -D * A * dc / dx$
Wärmeleitung:	$dQ / dt = -\Lambda * A * dT / dx$

Der griechische Großbuchstabe Λ heißt "Lambda".

Beide Male hängt die temporale (zeitliche) Änderung einer Größe - im einen Fall die Stoffmenge, im anderen die Wärmemenge - von einem Gradienten, also von einer spatialen ("weglichen", wenn man das so sagen kann) Änderung einer anderen Größe - im einen Fall die Stoffmengenkonzentration, im anderen die Temperatur -, und der Querschnittsfläche ab. $-D$ und $-\Lambda$ sind die Proportionalitätsfaktoren, beide sind sie mit einem Minuszeichen versehen.

Hat man erst einmal eine solche Analogie erkannt, so fällt es schon nicht mehr so schwer, sich die Formeln zu merken.

4.2.4 Leiter und Metalle

Wenn es um die elektrische Leitfähigkeit von Stoffen geht, kann man sich folgenden einfachen Zusammenhang merken:

Die Wörter "Leiter" und "Metall" sind praktisch synonym. Halbleiter sind Halbmetalle, und Nichtleiter (Isolatoren) sind Nichtmetalle.

4.2.5 Analogie zwischen Barometerformel und Boltzmann-Theorem

Zwei Gesetze aus der Thermodynamik, die barometrische Höhenformel und das Boltzmann-Theorem, sind zueinander analog:

Barometrische Höhenformel:	$p(0) / p(z) = 1 / e^{-\rho(0) * g * z / p(0)}$	$\Rightarrow$
	$\nu(0) / \nu(z) = 1 / e^{-\mu * g * z / (k * T)}$	
Boltzmann-Theorem:	$\nu(0) / \nu(dE) = 1 / e^{-dE / (k * T)}$	

(Der griechische Kleinbuchstabe ρ heißt "rho" und steht in der Physik meistens für die Dichte. Aber auch der spezifische Widerstand wird mit ρ bezeichnet.)

Die Barometerformel lässt sich wie oben angegeben umformen, da folgende Beziehungen gelten: $p = \nu * k * T$ und $\mu = \rho / \nu$. ν steht für die Teilchendichte, μ für die mittlere Masse eines Teilchens.

4.2.6 Analogie zwischen Gasentladung und Halogenierung von Alkanen

Die Gasentladung ist die Grundlage der Messung von Strahlungsdosen, die Halogenierung von Alkanen eine wichtige Reaktion der organischen Chemie.

Bei beiden Vorgängen handelt es sich um Kettenreaktionen, die sich in folgende Teilschritte aufgliedern lassen:

Startreaktion	
Gasentladung	Gasmolekül → Gaselektron + Kation; Katalysator: Leitungselektron
Halogenierung	Homolytische Spaltung: 1 Halogenmolekül → 2 Halogenradikale; Katalysator: UV-Licht

Kettenreaktion 1	
Gasentladung	Gaselektron oder Kation stößt mit weiteren Gasmolekülen zusammen → weitere Gaselektronen und Kationen
Halogenierung	Halogenradikal + Alkan → Alkanradikal + Halogenwasserstoff

Kettenreaktion 2	
Gasentladung	Gaselektron oder Kation prallt auf Elektrode → zusätzliche Leitungselektronen
Halogenierung	Alkanradikal + Halogenmolekül → Halogenradikal + Halogenalkan

Kettenabbruchsreaktion	
Gasentladung	Rekombination: Gaselektron + Kation → neutrales Gasmolekül
Halogenierung	Kombination der Radikale: Alkanradikal + Halogenradikal → Halogenalkan; 2 Alkanradikale → 1 längerer Alkan; 2 Halogenradikale → 1 Halogenmolekül

Vielleicht merkt man sich manches besser, wenn man auch Analogien zu anderen Wissenschaftsgebieten zieht.

4.2.7 Luftfeuchtigkeit

Ist euch vielleicht auch eines dieser Fragenskripten unter die Finger gekommen, die von Studenten zusammengestellt wurden und zum Teil durchaus hilfreich, aber dafür leider meistens auch nicht ganz fehlerfrei sind?

Wenn ja, dann ist euch möglicherweise bereits eine Sorte von Beispielen aufgefallen, die auf eine etwas andere Weise "gelöst" wurden, als es beispielsweise Prof. Fercher in seinem Buch (*Medizinische Physik*, Springer 1999) beschreibt.

Die Rede ist von den Aufgaben, in denen es um das Berechnen der Luftfeuchtigkeit geht. Angegeben sind der Taupunkt (d.h. die Temperatur, bei welcher der Wasserdampf-Partialdruck seinem Sättigungsdruck entspricht), die aktuelle

Raumtemperatur und ein ominöses p-T-Diagramm, beschriftet mit "H_2-Dampfdruck". Gesucht ist die "relative Feuchte" der Luft bei der angegebenen Raumtemperatur.

Meistens gingen die Studenten, die diese Skripten herausgaben, folgendermaßen vor: Sie lasen aus dem Diagramm den zum Taupunkt zugehörigen Wasserdampf-Partialdruck ab und teilten ihn durch den ebenfalls abgelesenen Partialdruck bei Raumtemperatur. In Prozent ausgedrückt, sollte das die relative Feuchte sein. Der Lösungsweg ist also ziemlich einfach. Aber ist er auch richtig?

Prof. Fercher definiert in seinem Buch auf Seite 294 die relative Feuchtigkeit als *"das Verhältnis der absoluten Feuchtigkeit zu der bei derselben Temperatur möglichen maximalen absoluten Feuchtigkeit im Sättigungszustand"*. Kurz gesagt: Die relative Feuchte ist der Quotient aus dem aktuellen Wasserdampf-Partialdruck gebrochen durch den Sättigungsdampfdruck bei derselben Temperatur.

Was hat aber der Verfasser des Fragenskriptums getan? Offenbar hat er den Quotienten aus den Wasserdampf-Partialdrücken bei zwei verschiedenen Temperaturen gebildet - und zwar den Sättigungsdampfdruck der einen Temperatur durch einen Wasserdampf-Partialdruck einer anderen; auf Grund von mangelhafter Beschriftung des Diagramms geht nicht klar hervor, ob es sich bei letzterem ebenfalls um einen Sättigungsdampfdruck oder sozusagen um den "aktuellen", vom Sättigungszustand verschiedenen Partialdruck handelt. Wie ist das zu erklären?

Des Rätsels Lösung, kurz und bündig: Das Diagramm gibt tatsächlich den Sättigungsdampfdruck des Wasserdampfs bei verschiedenen Temperaturen an. Da der "aktuelle" Dampfdruck bei Raumtemperatur vom Sättigungsdampfdruck beim Taupunkt nicht allzu verschieden ist (warum, werde ich in Folge erläutern), ist das Ergebnis der relativen Feuchtigkeit tatsächlich sehr ähnlich, aber eigentlich falsch. Möglicherweise würde es dennoch bei einer Prüfung akzeptiert werden, weil der Fehler in der Regel nur sehr gering ausfällt. Trotzdem wollen wir uns ansehen, wie man diese Aufgabe exakt lösen kann.

Was ist der Taupunkt? Wie ich oben schon erwähnt habe, handelt es sich um die Temperatur, bei welcher der Wasserdampf-Partialdruck seinem Sättigungsdruck entspricht. Kühlen wir ein wasserdampfhältiges Gasgemisch kontinuierlich ab, so können wir am Auftreten von Kondensation (d.h. am Niederschlag von Flüssigkeit) erkennen, dass wir den Taupunkt erreicht haben. Auf diese Weise wird mit *Hygrometern* die absolute Luftfeuchtigkeit gemessen.

Da wir wissen, dass Partialdruck und Temperatur eines Gases zueinander direkt proportional sind (s. Kapitel 2.3.1), können wir, wenn wir den Wasserdampf-Partialdruck p1 bei einer bestimmten Temperatur T1 kennen, jenen bei jeder beliebigen Temperatur T2 ausrechnen. Es gilt: $p2 = p1 * T2 / T1$.

Das bedeutet: Um den Wasserdampf-Partialdruck p2 eines Gases bei einer beliebigen Temperatur T2 zu bestimmen, kühlen wir das Gas so lange ab, bis Kondensation eintritt. Dies ist die Temperatur T1. Der dazu gehörige Druck ist der Sättigungsdampfdruck von Wasser - wir entnehmen ihn einer Tabelle. (Wer unbedingt alles selbst machen will, kann ja versuchen, ihn mit einem Manometer indirekt zu messen.)

Auf das obige Beispiel bezogen, bedeutet das: Der Student hat den Fehler begangen, mit p1 an Stelle von p2 zu rechnen. Der relative Fehler beträgt also $p2 / p1 = T2 / T1$. Da T2 und T1 aber stets in Kelvin angegeben werden, ist er bei den in Gebäuden üblichen Temperaturen nicht allzu groß; denn 20°C / 10°C ist beispielsweise keineswegs gleich 2, sondern gleich $(20\ K + 273{,}15\ K) / (10\ K + 273{,}15\ K) = 293{,}15 / 283{,}15 \approx 1{,}035$, d.h. der Fehler würde in diesem Fall etwa 3,5 % betragen.

4.2.8 Zusammenhang zwischen Absorptionskoeffizient und Eindringtiefe

In Prüfungen wie dem Teilrigorosum in Medizinischer Physik wird gelegentlich die Frage gestellt, wie groß Absorptionskoeffizient und Eindringtiefe der Strahlen verschiedener Lasertypen seien. Man braucht aber nur eine dieser beiden Größen für die verschiedenen Laserarten (CO2, Neodym-YAG und Excimer) auswendig zu lernen. Die andere kann man sich leicht näherungsweise ausrechnen. Es besteht folgender einfacher Zusammenhang:

Das Produkt aus dem linearen Absorptionskoeffizienten μ und der sogenannten "1/e-Eindringtiefe" (so genannt, weil der Quotient aus der Intensität der durchgelassenen gebrochen durch die der eingestrahlten Strahlung gleich 1/e ist) beträgt 1. In anderen Worten:

Jeder dieser beiden Größen ist gleich dem Kehrwert der jeweils anderen.

Beispiel:

Beim Nd-YAG-Laser beträgt der Absorptionskoeffizient im Wasser K = 10^{-5} / μm = 10^{-5} / (10^{-6} m) = 10^{6-5} / m = 10 / m. Die Eindringtiefe beträgt folglich 1 / (10 / m) = 1 / 10 m = 10^{-1} m = 10^{1-2} m = 10 * 10^{-2} m = 10 cm.

Will man sich etwas Rechenarbeit ersparen, so gibt es einen einfachen Trick: Man merkt sich die Einheit x, bei welcher der Absorptionskoeffizient des Lasers gleich 10^{-1} / x ist. Dann beträgt die dazu gehörige Eindringtiefe 10 * x.

Beispiel:

Der Absorptionskoeffizient im Wasser beträgt beim Nd-YAG-Laser 10^{-5} / μm = 10 / m = 10 * 10^{-2} / 10^{-2} / m = 10^{-1} / (10^{-2} * m) = 10^{-1} / cm. Somit beträgt die Eindringtiefe 10 cm. Dies entspricht dem Ergebnis, das wir zuerst erhalten haben.

Man merkt sich also am besten einfach ein kurzes, prägnantes Stichwortpaar: "Neodym-YAG - Zentimeter."

Für alle Interessierten der ebenso einfache wie mathematisch korrekte Beweis: 1 / (10^{-1} / x) = 10 * x.

Es folgt eine Tabelle der verschiedenen Laserarten, ihrer Absorptionskoeffizienten, Eindringtiefen und der daraus folgenden Stichworte.

Laserart	Stichwort	Absorption	Eindringtiefe
CO_2	Mikrometer	10^{-1} / μm	10 μm
Neodym-YAG	Zentimeter	10^{-1} / cm	10 cm
Excimer	Meter	10^{-1} / m	10 m

Achtung: Neben der 1/e-Eindringtiefe ist auch die Halbwertsdicke ein oft benutztes Maß für die Strecke, die eine bestimmte Laserstrahlung im Durchschnitt in einem speziellen Medium zurücklegt. Die Halbwertsdicke ist analog zur Halbwertszeit definiert: $x_{1/2} = \ln 2 / \mu$; μ ist der lineare Absorptionskoeffizient. Die Halbwertsdicke gibt die Strecke an, die eine Strahlung in einem bestimmten Medium zurücklegt, wenn die nicht absorbierte Reststrahlung nur mehr 50% der Intensität der Ausgangsstrahlung hat. Man muss also immer aufpassen, wonach gefragt wird.

Warum es diese "Zweigleisigkeit" gibt, ist schnell erklärt: Die Absorption einer Strahlung durch ein Gewebe wird durch ein Exponentialgesetz beschrieben. Die das Gewebe passierende (d.h. nicht absorbierte) Strahlungsintensität nimmt mit zunehmender Dicke des Gewebes exponentiell ab und nähert sich kontinuierlich dem Wert Null an; doch dieser Wert wird nie ganz erreicht, da es keine Zahl a gibt, für die gilt $e^a = 0$. Das heißt: Egal wie dick ein Medium ist - man kann es immer noch dicker machen, und es wird dabei stets noch mehr Strahlung absorbiert. Das Absorptionsmaximum wird nie erreicht.

Zumindest mathematisch betrachtet nicht. Man darf aber nicht vergessen, dass so gut wie alle physikalischen Gesetze statistische Gesetze sind, die auf empirischer Basis gewonnen wurden. Sie mögen zwar das Verhalten einer großen Stoffmenge in sehr guter Näherung beschreiben, treffen aber für kleine Stoffmengen und in Einzelfällen möglicherweise auch für größere nicht immer zu. Immerhin ist die Natur gequantelt, d.h. es gibt keine kontinuierlichen Größen; Ladung und Energie sind stets Vielfache von gewissen Grundeinheiten, genauso wie die Stoffmenge. Es könnte also sehr wohl Materialien geben, die eine Strahlung vollständig absorbieren - solche, die für Licht jeglicher Wellenlänge absolut undurchlässig sind, werden auch als *Ideal-Schwarze Körper* bezeichnet. Das Wort "ideal" besagt freilich, dass es diese in der Realität möglicherweise nicht gibt; dies heißt aber keineswegs, dass es sie nicht geben könnte.

Man könnte also sagen, die Eindringtiefe *jeder* Strahlungsart wäre (fast) unendlich groß - doch das hätte wenig Sinn, denn damit ließen sich die spezifischen Auswirkungen jeder einzelnen Strahlungsart auf das Gewebe nicht beschreiben. Man muss sich also auf eine Angabe einigen, welche die Unterschiede verdeutlicht. Dazu sind sowohl die 1/e-Eindringtiefe (also der Kehrwert des Absorptionskoeffizienten) als auch die Halbwertsdicke bestens geeignet.

4.2.9 Analogie zwischen elektromagnetischen Wechselwirkungen und mechanischen Stoßprozessen

Wenn eine Kugel auf einen ruhenden Körper stößt, so lassen sich je nach der Masse der Kugel folgende drei Fälle unterscheiden:

- Ist die Masse der Kugel kleiner als die Masse des ruhenden Körpers, so prallt die Kugel am schwereren Körper ab; der Körper hingegen bewegt sich um keinen Millimeter. Die Bewegungsenergie (kinetische Energie) der Kugel bleibt somit vom Betrag her gleich, ändert sich aber in ihrer Richtung. Die Bewegungsenergie des Körpers bleibt Null.
- Ist die Masse der Kugel gleich der Masse des ruhenden Körpers, so überträgt die Kugel ihre gesamte Bewegungsenergie auf den Körper. Die Kugel hat nachher also die Bewegungsenergie Null und der Körper diejenige, welche zuvor die Kugel hatte: Die Kugel kommt zum Stillstand, der Körper wird in Bewegung versetzt.
- Ist die Masse der Kugel größer als die Masse des ruhenden Körpers, so überträgt sie nur einen Teil ihrer kinetischen Energie auf den Körper. Somit bewegen sich nach dem Stoß sowohl die Kugel als auch der zuvor ruhende Körper.

Für besonders Interessierte: Das alles lässt sich aus Energie- und Impulserhaltungssatz herleiten. Es gilt:

$$m_1 * v_1^2 + m_2 * v_2^2 = m_1 * (v_1')^2 + m_2 * (v2')^2$$
$$m_1 * v_1 + m_2 * v_2 = m_1 * v_1' + m_2 * v_2'$$

Hier stehen m_1 und v_1 bzw. m_2 und v_2 für Masse und Geschwindigkeit der Kugel bzw. des angestößenen Körpers vor dem Stoß; v_1' und v_2' sind die Geschwindigkeiten nach dem Stoß. Da $v_2 = 0$, vereinfacht sich das Gleichungssystem zu:

$$m_1 * v_1^2 = m_1 * (v_1')^2 + m_2 * (v_2')^2$$
$$m_1 * v_1 = m_1 * v_1' + m_2 * v_2'$$

Formen wir die beiden Gleichungen nun so um, dass m_1 und m_2 je nur auf einer Seite stehen, heben die Massen heraus und setzen v_2' bzw. $(v_2')^2$ explizit. Wir erhalten:

$(v_2')^2 = m_1 * (v_1^2 - (v_1)^2) / m_2$ (I)
$v_2' = m_1 * (v_1 - v_1') / m_2$ (II)

Dividieren wir Gleichung (I) durch (II), so folgt:

$v_2' = (v_1^2 - (v_1')^2) / (v_1 - v_1') = (v_1 + v_1') * (v_1 - v_1') / (v_1 - v_1') = v_1 + v_1'$

Das heißt:

$v_2' = v_1 + v_1'$ (III)
$v1' = v_2' - v_1$ (IV)

Durch Einsetzen von Gleichung (III) in (II) erhalten wir:

$v_1 + v_1' = m_1 * (v_1 - v_1') / m_2$

Nach einigem Umformen ergibt das:

$v_1' = v_1 * (m_1 - m_2) / (m_1 + m_2)$

Analog lässt sich durch Einsetzen von Gleichung (IV) in (II) und entsprechendes Umformen v_2' berechnen:

$v_2' = 2 * m_1 * v_1 / (m_1 + m_2)$

Wer Lust hat, kann zur Übung v_1' und v_2' für den allgemeinen Fall ausrechnen, dass v_2 ungleich 0 ist.

Das eigentliche Interessante ist nun, dass sich mit diesen Stoßprozessen, die der Mechanik zuzuordnen ist, ein strahlenphysikalisches Phänomen erklären lässt, nämlich die Wechselwirkungen von hochfrequenten elektromagnetischen Wellenstrahlen (Röntgen- oder Gammastrahlen) mit Materie.

Man muss dazu nur die Einstein'sche Energie-Masse-Äquivalenz im Hinterkopf behalten, welche besagt, dass Energie und Masse zueinander direkt proportional sind. Algebraisch ausgedrückt:

$E = m * c^2$

Prallt nun der Strahl einer elektromagnetischen Welle auf ein Elektron, so lassen sich je nach der kinetischen Energie der Strahlung folgende drei Fälle unterscheiden:

- Ist die Energie der Strahlung wesentlich kleiner als die Energie des Elektrons, so prallt die Strahlung quasi am höherenergetischen Elektron ab; das Elektron hingegen bewegt sich um keinen Millimeter. Tatsächlich wird das Elektron zu Schwingungen angeregt; es absorbiert die eingestrahlte elektromagnetische Welle und strahlt selbst eine solche Welle derselben Frequenz aus. Man kann auch sagen, die Welle werde gestreut; deshalb heißt dieser Effekt **Elastische Streuung**. Die Bewegungsenergie der Wellenstrahlung bleibt also vom Betrag her gleich, ändert sich aber in ihrer Richtung. Die Bewegungsenergie des Körpers bleibt Null.
- Ist die Energie der Strahlung in derselben Größenordnung wie die des Elektrons, so überträgt die Strahlungswelle ihre gesamte Bewegungsenergie auf das Elektron. Die Welle hat nachher also die Bewegungsenergie Null und das Elektron diejenige, welche zuvor die Welle hatte: Die Welle kommt zum Stillstand, das Elektron wird in Bewegung versetzt. Die kinetische Energie der Strahlung ist im übrigen so groß, dass sie auch Elektronen aus den inneren Hauptenergieniveaus herausschlagen kann. Man nennt dieses Phänomen den **Photoeffekt**.
- Ist die Energie der Strahlung wesentlich größer als die des Elektrons, so überträgt sie nur einen Teil ihrer kinetischen Energie auf das Elektron. Somit bewegen sich nach dem Stoß sowohl die Strahlungswelle als auch das zuvor fest im Atom verankerte Elektron. Die Welle kann nachher noch weitere

Elektronen aus den Atomen herausschlagen: Es entsteht eine Kettenreaktion. Dabei nimmt die Strahlungsenergie aber immer mehr ab, bis sie durch einen Photoeffekt irgendwann Null wird. Man nennt dieses Phänomen den **Compton-Effekt**.

Bei hohen Strahlungsenergien tritt noch eine vierte Art der Wechselwirkung auf, die **Paarbildung**. Dabei handelt es sich um eine Verschmelzung zweier Röntgen- oder Gammquanten zu einem Positron und einem Elektron; es wird also Energie in Materie umgewandelt. Hierzu besteht keine Analogie in der Mechanik.

4.2.10 Totalreflexion

Totalreflexion, also die Erscheinung, dass ein Lichtstrahl komplett reflektiert wird, ohne dass ein Anteil gebrochen wird, tritt nur beim Übergang in ein optisch dünneres Medium auf, also ein Medium mit einem kleineren Brechungsindex. Warum dem so ist, lässt sich mit Hilfe der Mathematik leicht erklären.

Allgemein gilt:

$$n_1 * \sin(\alpha_1) = n_2 * \sin(\alpha_2)$$

α_1 ist der Einfallswinkel im ersten Medium, α_2 der Brechungswinkel im zweiten. Bei Totalreflexion ist kein Brechungsstrahl sichtbar, weil α_2 den Grenzwert von 90° erreicht hat. Der Sinus von 90° ist 1. Somit gilt:

$$n_1 * \sin(\alpha_1) = n_2 \qquad \Rightarrow \sin(\alpha_1) = n_1 / n_2$$

Der Sinus eines jeden Winkels liegt stets im Bereich von -1 bis +1. Da sowohl n_1 als auch n_2 positiv sind, kommen für $\sin(\alpha_1)$ nur Werte von 0 bis 1 in Frage. Das heißt, n_2 muss entweder kleiner oder gleich n_1 sein.

Im Fall $n_1 = n_2$ wäre aber $\alpha_1 = 90°$. Fällt ein Lichtstrahl 90° gegen die optische Achse ein, so heißt das, dass er parallel zur Grenzschicht zwischen den beiden Medien liegt. Er würde also ins andere Medium nicht übertreten und daher weder reflektiert noch gebrochen werden Mit anderen Worten, der Fall $n_1 = n_2$ ist irrelevant.

Gebrochen wird der Lichtstrahl nur bei jenen Winkeln α_1, die von 90° verschieden sind. Daraus folgt: $n_2 < n_1$. Das heißt, das Medium mit dem Brechungsindex n_2 ist das optisch dünnere.

Somit haben wir mathematisch bewiesen, dass Totalreflexion nur beim Übergang in ein optisch dünneres Medium auftritt.

Schlusswort

Ich gratuliere euch, wenn ihr alles bis hierher gelesen und auch verstanden habt. Wenn euch dabei das eine oder andere Licht aufgegangen ist, so habe ich mein Ziel erreicht.

Ich hoffe, dass ihr nun ein besseres Verständnis für die Physik gewonnen und erkannt habt, dass Mathematik das Leben ungemein erleichtern kann.

Falls ihr Anregungen, Verbesserungsvorschläge oder Änderungswünsche habt, könnt ihr mich gerne via E-Mail kontaktieren.

Viel Erfolg bei der Prüfung und in eurer weiteren akademischen Laufbahn!

Claus D. Volko